生活 ✚ 醫館 132

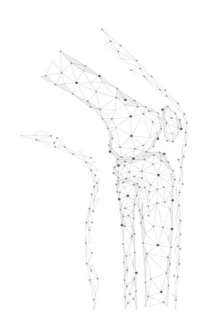

# 一輩子不疼痛的關節：
# 關節與軟骨再生醫學權威
# 教你膝蓋用到 100 歲

高湧坤　著
黃莞婷　譯

高寶書版集團

**Chapter 1**

## 膝蓋疼痛的秘密

**Chapter 2**

## 對於關節炎的理解及診斷

## Chapter 3

# 專為膝蓋書寫的醫院指南

## Chapter 4

# 一輩子僅有一個的 3mm 軟骨警報

## Chapter 5

# 幹細胞 vs 人工關節

## Chapter 6

# 用原生關節活一輩子
## 膝關節自主保健指南

你現在的膝蓋還好嗎？

膝蓋是指骨頭與骨頭接合處，

而在此處產生的發炎反應通稱為「關節炎」。

其中我們對膝關節炎的了解有多少呢？

是不是只知道因老化引起的「退化性疾病」？

在韓國，國民票選未來最擔心的疾病調查中，

「關節炎」是僅次於癌症的第二名。

由於超量運動受到風靡，

原本好發在 40 歲中後期至 50 歲的關節炎，

如今成了 20 歲至 30 歲間常見的國民疾病，

更不必提 60 歲以上的退化性關節疾病。

如果您是在這百歲世代對膝關節健康稍有關心的人，

希望您能閱讀本書，但是不需要杞人憂天。

一輩子只有一副的我的膝蓋，

一旦損傷就不可再生的膝軟骨，

為了不可避免的您的膝關節健康，

希望能朝本書邁進一步。

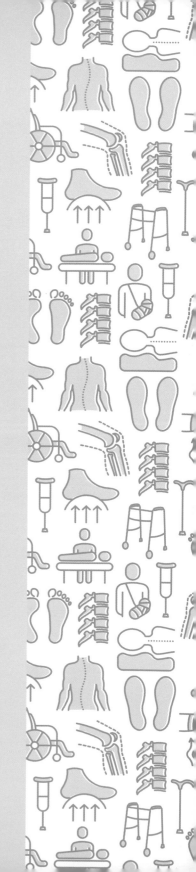

# 幸福百歲的條件，用雙腳健步如飛

「Grow old！」、「吃了歲數！」

隨著歲月流逝，每過一兩年，我們就會說自己吃了歲數，英文則用有「成長」、「增加」意義的「Grow」來表現，不是「吃」，而是「增加」，也就是「添加」的意思。

儘管表現方式不同，不過兩者都蘊含著人生的努力與超越價值以上的事物，「年紀不是白長的」同樣包含了上述意義。實際上，人類的成長期促進了身心發展，但是隨著時間過去，就能察覺到自己身體的老化，古書有云：

「子在川上曰，逝者如斯夫，不舍晝夜」
孔子在川邊嘆道，時光如奔流不息的川水，晝夜不停地流逝
——《論語，子罕篇第十六章》

孔子感慨著歲月如川水般不停息，惋惜之情表露無遺，正

如孔子所言，人生有上坡路也有下坡路，生命有限，時間無法倒轉，身體的變化也不可逆。

「老化」是每個人的必經現象。歲月流逝，年齡邊增長也邊意識到老化是死亡的前兆，然而人類的生命已延長到被稱為百歲世代的程度。最近發表的壽命診斷報告書表明，人類的壽命有望達 100 歲至 120 歲。

也就是説，從老化開始的時間點算起，我們往後要活的日子長到過去無從比較。而時至今時今日，但凡對延遲老化的飲食到各種疾病預防法有點興趣，人人都能輕易獲得資訊，為百歲世代作足準備。

這一切都要多虧醫學的進步與安居樂業的生活。該如何健康地度過往後人生的重要程度猶如壽命延長程度，因為不管活再久都好，如果生病或是雙腿不便，就與幸福的人生有很長一段距離。

近期韓國健康保險審查評價院調查國民最擔心的疾病，結果關節炎高居第二，僅次於癌症。實際上關節炎是導致 60 歲以後生活品質低落的主因，終日被「膝蓋痛」折磨、行動不便的人，在我們周遭早已屢見不鮮。

「關節炎」造成的疼痛超乎想像。若沒接受早期治療，肉

體痛苦不用多說，還會發生像是憂鬱症的二次打擊，所以透過適當治療改善關節炎帶來的疼痛與增進日常生活能力，是提高老年生活品質非常重要的課題。

可是，大多數的人就算膝蓋不舒服或疼痛，多半自認為馬上會好而不當一回事，諸如此類等閒視之的情況比比皆是，尤其現在我們很多人把 65 歲以上出現這種膝蓋問題都視為理所當然。

其實關節病患者人數每年都在增加，並不是因為進入了高齡化社會，是因為對早期症狀太「掉以輕心」所致。再者，以健康著想為由的超量運動，以致關節病患者患病年齡有下降到 20 歲到 30 歲之間年齡層的趨勢。

關節是一旦損傷就很難自行修復的疾病。直立行走的人類因關節炎造成雙腳走路障礙，會影響到日常生活的幸福，尤其 40 歲到 50 歲年齡層民眾早已在日常中親身領會過不少的疼痛，是隨時都能感受到關節健康重要的時期。

像這樣，從代表性疾病中解放，方能夢想 60 歲以後的幸福人生，我們必須從 40 歲到 50 歲開始留意能左右生活品質的主因——退化性膝關節炎的預防與早期發病徵兆。

影響我們未來生活品質與幸福的不只有經濟因素，這一點

相信大家都能感同身受。儘管長命百歲是人類長久以來的夢想，但現在更多人希望年紀大了也能用雙腳正常行走，想跑就跑，盡情從事喜歡的運動。

為了活出幸福的百歲世代，守護、管理人類與生俱來的雙腳行走能力至關緊要。假如過去不在意，也沒有定期檢查自己的關節健康，至少請記住每年 10 月 12 日是世界衛生組織（WHO）制定的「世界關節炎日」，不妨來個一年一度的關節檢查如何？

希望各位闔上本書的同時，重新銘記「幸福」的意義。在更遲之前，提高對關節炎的警戒，學習到正確的資訊和基本知識，定期檢查保護關節健康。

# 韓國人列入重要疾病「關節炎」之報告

以 2018 年 8 月為基準，韓國 65 歲以上老年人口比例達到總人口數 14% 以上，已然邁入高齡社會，這其中的問題在於速度。韓國以高速成為了高齡社會，預期壽命延長，低生育率則使情況變得嚴重，且有加速度惡化趨勢。

依據聯合國（UN）之定義，65 歲以上老年人口占總人口比例 7% 以上時，稱為「高齡化社會」；達到 14% 以上時，稱為「高齡社會」；達到 20% 以上，稱為「超高齡社會」。老齡化嚴重的代表國家日本，從高齡化社會邁入高齡社會花了 24 年，但韓國僅用了 17 年。

韓國高齡化趨勢仍會持續，由於老年人口不斷地增加，人們自然會關心起健康及生活品質，但單純保持長壽還不夠，人們還在意能不能健康活到老。

以休閒生活為例，預期壽命的提高及對健康的關心，使得人們更加注重日常生活運動。人們對運動的認知，從「觀賞」轉變為「實踐」，這種認知變化源自於預期迎接健康的百歲世代，享用幸福的未來。

阻撓幸福的百歲世代最大主因是疾病，其中已經成為韓國 50 歲以上中老年人的國民疾病——關節炎，正是妨礙老後生活健康的主犯。

另外，對 50 歲以上女性來説，關節炎是最常見的更年期停經早期症狀，所以關節炎也被目前雖然身體健康，無特別疾病的 50 歲以上成年人視為最關心的未來疾病。

**韓國依照年齡、性別所做之膝關節疾病患者人數現況報告**

　　韓國健康保險審查評價院針對 2012 年到 2016 年的膝關節疾病患者為對象實施調查，以掌握年齡、性別差異的膝關節疾病患者之人數及增加趨勢。根據調查結果顯示，女性罹患關節炎比例占了 71.7%，男性罹患關節炎比例則占了 28.3%，十名退化性關節炎患者中有七名是女性。

### 男性與女性膝關節疾病患者數綜合統計與變化趨勢

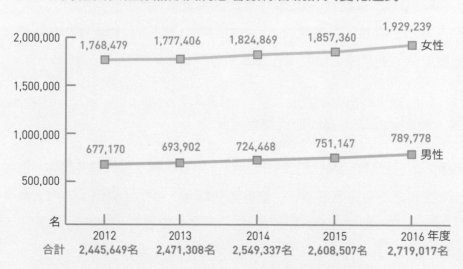

| | 2012 | 2013 | 2014 | 2015 | 2016 年度 |
|---|---|---|---|---|---|
| 女性 | 1,768,479 | 1,777,406 | 1,824,869 | 1,857,360 | 1,929,239 |
| 男性 | 677,170 | 693,902 | 724,468 | 751,147 | 789,778 |
| 合計 | 2,445,649名 | 2,471,308名 | 2,549,337名 | 2,608,507名 | 2,719,017名 |

## 男性與女性膝關節疾病患者現況統計

＊下圖為男女個別分布率計算內容。男性情況，30～39 歲 3.4%、20～29 歲 1.9%、0～19 占 1.1%；
　女性情況，30～39 歲 1.3%、20～29 歲 0.5%、0～19 占 0.2%。

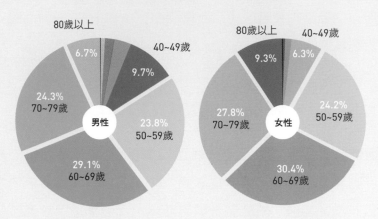

此外，調查關節炎患者中，50 歲以上女性占了年齡百分比之 91.6%，
50 歲以上男性則占了年齡百分比之 84%，可見大多數退化性關節炎患者
好發在年齡 50 歲以上，但 50 歲以上患者的性別比例仍為女性 73.4% 為
高，相較男性之 26.6%，與全體患者比例相近。

　　50 歲以上女性的患者數有大幅增加趨勢，這是因為 50 歲左右為停經
期好發年齡，劇烈的荷爾蒙變化導致軟骨持續弱化所致。

### 邁入高齡社會的韓國關節炎患者現況

❶ 關節炎已經成為半數以上的 50 歲以上中老年層易患的國民疾病。根據
　韓國健康保險審查評價院的統計數據顯示，退化性關節炎治療人數從
　2012 年 327 萬 7000 多名增加至 2016 年 368 萬名，5 年內便增加了
　12.3%。

❷ 關節炎好發年齡為 60 歲以上年齡層，70 歲與 50 歲年齡層僅次於後。

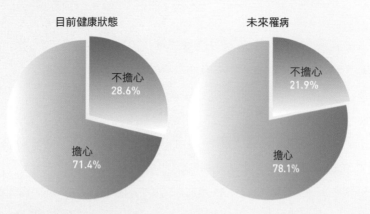

目前健康狀態

不擔心
28.6%

擔心
71.4%

未來罹病

不擔心
21.9%

擔心
78.1%

❸ 退化性膝關節炎患者的女性人數是男性的 2 倍。2016 年退化性膝關節炎女性患者為 251 萬 9727 名；男性患者為 116 萬 173 名。這是由於女性的下半身肌力較男性弱，很難好好地支撐起膝蓋，和長時間家務勞動所致。此外，女性平均會在 50 歲左右迎來更年期，造成骨頭和軟骨之間變弱，易引發退化性關節炎。

❹ 戶外活動盛行的春季與秋季，是退化性關節炎患者人數增加的季節。實際上，健康保險審查評價院的統計數據指出，2016 年 5 月退化性關節炎患達 88 萬 633 名的巔峰，秋天 10 月也達到 84 萬 3157 名，較前月增加 3 萬人。

### 關節炎，成為韓國僅次於癌症的國民最擔心之疾病第二名

為檢視「最擔心未來會發生在自己身上的疾病（國民憂心疾病）」，健康保險審查評價院實施線上民意調查。此次調查旨在揭露什麼是「國民最擔心的疾病」，針對目前健康狀態、未來擔心會發生的疾病、擔心理由與預防方法等，站在國民立場掌握國民擔心未來可能罹患的疾病為何，並藉此建立國民最擔心的疾病統計資料。

- 問卷實施機關：健康保險審查評價院
- 實施時間：自 2016 年 4 月 1 日起至 5 月 31 日止（2 個月）
  問卷調查對象：大韓民國國民 406 名
  －性別：男性 125 名、女性 281 名
  －年齡別：20 歲年齡層 88 名、30 歲年齡層 137 名、40 歲年齡層 112 名、
   50 歲年齡層 58 名、60 歲年齡層 11 名
- 問卷調查共分 20 個項目：基本資料 7 個提問、目前健康狀況 4 個提問、
  未來健康狀況 4 個提問、未來預防 5 個提問
- 調查方法：線上問卷調查

- 對於目前健康狀態的認知

❶ 在所有問卷調查受訪者中，對現在自己是否健康的提問給予肯定答案
  的比例占 71.4%；回答現在很健康但擔心未來有患病可能的比例占
  78.1%；至於其他相關提問，如過去曾患病或是現在有病在身，給予
  否定答案的比例占 62.8%。

❷ 受訪者中，回答有家族病史的比例占了七成，罹患的疾病依序為癌
  症、高血壓、糖尿病、腦瘤和失智症。

❸ 獲取疾病資訊的管道，調查結果以電視、網路最多，其次是醫療人員、
  周遭親友、政府、公共機關、新聞報導與雜誌。

- 未來擔心疾病的發病原因與對策

❶ 問卷調查結果表明，最擔心未來會罹患的疾病，回答癌症的占全體受
  訪者 13.6%；關節炎占 10.2%；高血壓占 10%；失智症占 9.9%。此外，
  未來疾病的發病主因，回答出自壓力的占全體受訪者的 44.3%；出自

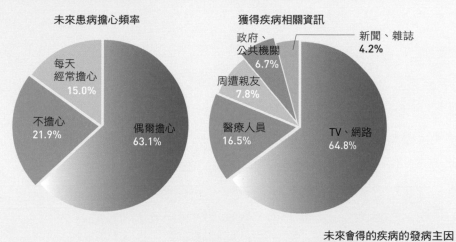

未來患病擔心頻率

每天經常擔心 15.0%
不擔心 21.9%
偶爾擔心 63.1%

獲得疾病相關資訊

政府、公共機關 6.7%
新聞、雜誌 4.2%
周遭親友 7.8%
醫療人員 16.5%
TV、網路 64.8%

未來會得的疾病的發病主因

擔心未來會得的疾病

癌症 13.6%
關節炎 10.2%
高血壓 10%
失智症 9.9%
牙齒疾病 9.7%

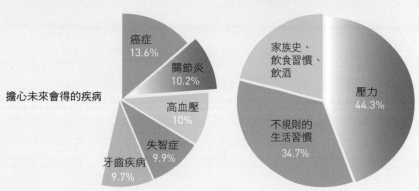

家族史、飲食習慣、飲酒
壓力 44.3%
不規則的生活習慣 34.7%

不規律的生活習慣占 34.7%，其他原因尚有家族史、飲食習慣和飲酒等等。

❷ 預防預防對策與需要提問中，最先問到擔心未來會得病的理由，醫藥費負擔大的占全體受訪者的 36.7%；生活不方便占 25.6%；生活品質低落的占 21.7%。

❸ 針對未來疾病對策，回覆倚賴健康保險的占全體 81.5%，居首位，後面依序為民間保險、個人儲蓄等等。

*資料出處：韓國健康保險審查評價院「國民最憂心的疾病參考資料」、「膝關節疾病患者人數統計資料」。

我們人體最長的骨頭間，有個「膝關節」，使我們在彎曲膝蓋時能以
此樞紐關節向後彎曲如「鉸鍊」般產生作用。
萬一衣櫃門沒有好好連接到這個鉸鍊，又不能讓門板倒下，我們只能
傾斜置放門板。如此一來，衣櫃與門板將無法同時盡到
保管衣物又能輕鬆取物的功能。
連結好的話，膝關節在需要站的時候能讓我們馬上站起，彎曲的時候
又能讓我們馬上彎曲，徹底發揮其作用。
萬一膝關節發生問題會如何呢？
最大的問題是我們將無法從「疼痛」中解放，不只是會帶來
行走與生活的不便，還會招致身心痛苦。
從現在起讓我們深入了解「膝關節」以解開關於膝蓋疼痛的無數疑惑。

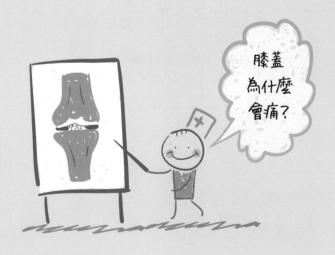

## Chapter 1

# 膝蓋疼痛
# 的秘密

# 了解膝蓋才能診斷疼痛

 「直立步行」是人類最基本的權利，也是區分人類與動物最直觀的界線。雖然猩猩的手（前足）有發達的行走機能，但人類為了立起腰行走而進化了臀部，因此人類不需要手的輔助就能直立步行。

根據人類學家所言，直立步行讓人類的雙手獲得自由，進而得以使用工具，也促進語言的演化，雙腦高度進化。這就是人類和類猿人的「不同之處」。

不過有得也有失，人類學家表示，假如人類和類猿人一樣，用雙手雙腳行走，就能把身體承重分散到雙手和雙腳四個地方，然而由於直立步行之故，人類的體重被原封不動地轉移到「膝蓋」，膝蓋被強行賦予了保持平衡和支撐的責任，勉強移動，所以膝蓋「疼痛」，是天經地義的事情。

我們可以從「膝蓋構造」中找出疼痛加劇的原因。雖然膝蓋是人類體內最大的關節，不過從交界處看來這構造多少有點馬虎。從這裡切入，我們能更進一步了解「膝蓋疼痛」產生的根本原因。

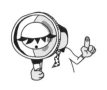 觀察我的「膝蓋」

膝蓋是腳彎曲時突出部位，由膝關節和關節外結構物組成。

我們先記住股骨（大腿骨）、脛骨（下腿骨）、髕骨（膝蓋骨），有助理解後續解釋的內容。「膝關節」包括了脛骨和股骨之間的兩個關節（脛股關節），髕骨和股骨之間的一個關節（髕股關節），總共由三個關節所構成。

膝關節大部分由「樞紐關節」——平坦的「脛骨」上端的關節面與圓形隆起的「股骨」下端的關節面交界處，以及有著關節囊的「滑液關節」所構成。

❖ 「滑液囊」又名「關節囊」或「滑液袋」，會分泌像是潤滑油一樣的「滑液」，以保護關節（請參閱第二章）。

• 膝蓋的樞紐關節：只能往後方凹折，像鉸鍊一樣可伸展。
• 膝蓋的滑液關節：靜止不動或跑跳時能減緩身體負重與衝擊，如同墊子，具有緩衝作用。

「膝關節」是上述兩種關節相互作用的中點，以三個關節——股骨（大腿骨）、脛骨（下腿骨）、髕骨（膝蓋骨）為中心，並且依賴肌肉、血管（筋）與韌帶的支撐獲得安定。

- 膝蓋周邊肌肉：受到具有彈性的髖骨協助下，使人行動時能保持一定姿勢，雙腳行動。讓我們能自由行走的主要肌肉是大腿前側股四頭肌、大腿後側股二頭肌、腿和囊前方連結的脛前肌，還有囊後方的細長腓腸肌等。
- 膝蓋血管：如肌肉般有紋理，既強勁又柔軟的無彈性纖維性組織。雖然有些肌肉直接貼附於骨上，但大部分肌肉是透過血管連結。另外，血管上依附著能敏銳感知肌肉的多條神經。
- 膝蓋韌帶：位於前後膝蓋與內外關節，是支撐膝蓋的支柱。韌帶是連結骨與骨之間的強力纖維性結締組織。儘管大部分韌帶位於骨頭之間，但並非全部。相較於血管，韌帶有著小又特殊的神經，負責把身體的位置、姿勢和運動等相關情報傳達給大腦和脊髓，也能感知到傷害、發炎等的刺激。

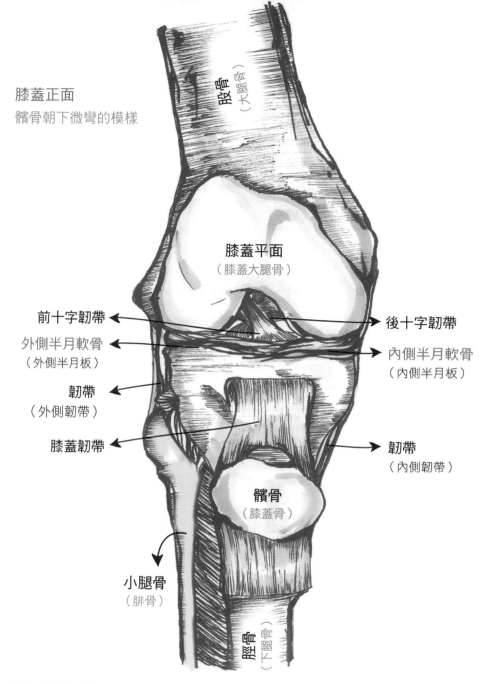

膝蓋正面
髕骨朝下微彎的模樣

股骨
（大腿骨）

膝蓋平面
（膝蓋大腿骨）

前十字韌帶

後十字韌帶

外側半月軟骨
（外側半月板）

內側半月軟骨
（內側半月板）

韌帶
（外側韌帶）

膝蓋韌帶

韌帶
（內側韌帶）

髕骨
（膝蓋骨）

小腿骨
（腓骨）

脛骨
（下腿骨）

圖 膝蓋一覽

❖ 膝蓋是在脛骨（下腿骨）和股骨（大腿骨）相接的狀態下，以支撐髕
   骨肌肉、血管、韌帶與吸收外力衝擊的軟骨所構成。凹面部分和凸面部
   分並非完美相接。

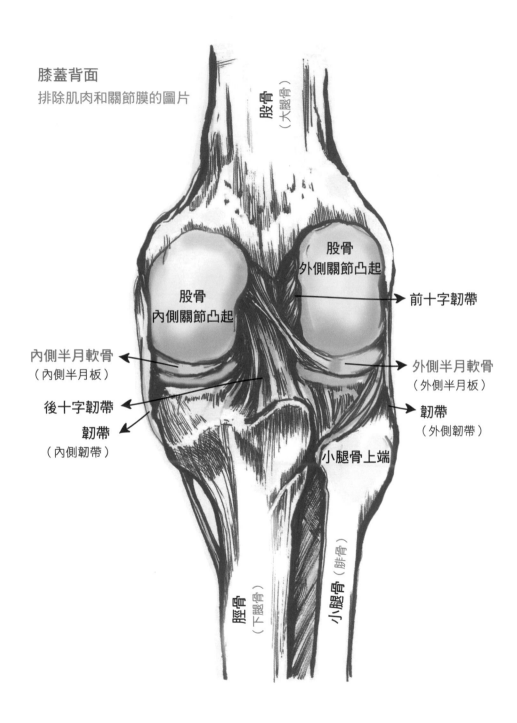

膝蓋背面
排除肌肉和關節膜的圖片

股骨
（大腿骨）

股骨
外側關節凸起

股骨
內側關節凸起

前十字韌帶

內側半月軟骨
（內側半月板）

外側半月軟骨
（外側半月板）

後十字韌帶

韌帶
（外側韌帶）

韌帶
（內側韌帶）

小腿骨上端

脛骨
（下腿骨）

小腿骨（腓骨）

總而言之，膝蓋由骨頭（股骨、脛骨、膝蓋骨）、關節外結構物（肌肉、血管、韌帶），還有關節內結構物（十字韌帶、半月軟骨）所構成，各部分密切相關，使膝蓋得以屈伸跑跳。

關節內結構物——前後十字韌帶與半月軟骨，主要有穩定膝蓋的作用，尤其是膝關節。

- 前（前方）十字韌帶：負責連結脛骨和股骨，限制膝蓋過度伸直。
- 後（後方）十字韌帶：是膝關節屈伸自如的重要基準活動軸。
- 半月軟骨（半月板）：位於股骨和脛骨之間，分別為內側半月軟骨及外側半月軟骨，又稱為內側半月板和外側半月板。「半月軟骨」填滿圓面股骨和平面脛骨交界處空間，負責吸收股骨（大腿骨）軟骨受到的外力衝擊，換言之，半月軟骨分散身體負重，使膝蓋能穩定移動。

像這樣，膝蓋得以自由屈伸，雙腿能夠轉動多虧了前後十字韌帶，同樣地，膝蓋能安全活動多虧了半月軟骨（半月板）。

 **重點概要**

如果清楚認知膝蓋構造，將能比現在更安全地使用且善加照顧我們的膝蓋。

# 觀察「膝蓋」疼痛的原因

「膝蓋又酸又麻,有時候會覺得腫熱。」

「右膝太痛了,尤其睡覺的時候會感覺火辣辣的疼痛。」

「膝蓋一彎就痛,伸直膝蓋好一點,但有時就連動都不動也覺得累。」

「膝蓋會發出叩叩聲,走的時候會喀啦作響。」

　　膝蓋痛的人會用各式各樣的表現形容疼痛,如果聽過類似的話,肯定會好奇膝蓋痛的成因,不過在了解「疼痛原因」之前,必須先想一想「膝蓋的構造」。

　　前面提過內側膝關節和周邊部位有韌帶、肌肉、血管和軟骨的存在,多虧三者的有機結合,膝蓋才能維持穩定。既然如此,大家知道膝蓋結構性問題是什麼嗎?

　　那就是膝蓋「不穩定的骨頭結構」。圓面股骨坐落在平面脛骨上端構成膝蓋。這種骨頭結構特性讓關節內外韌帶、肌肉、血管和軟骨等構成膝蓋的部位變得重要。

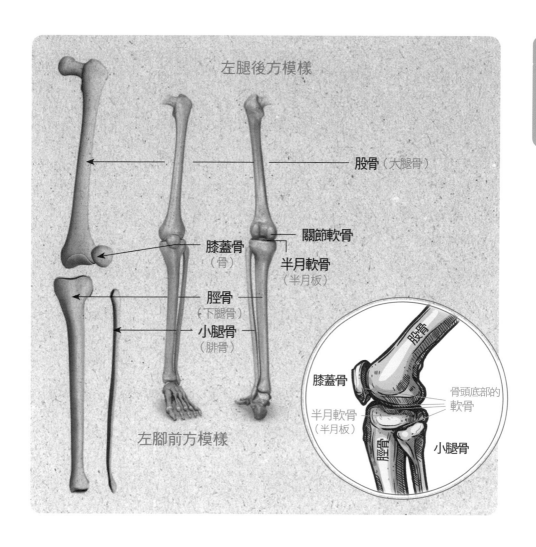

左腿後方模樣

股骨（大腿骨）

關節軟骨

膝蓋骨
（骨）

半月軟骨
（半月板）

脛骨
（下腿骨）

小腿骨
（腓骨）

左腳前方模樣

股骨

膝蓋骨

半月軟骨
（半月板）

脛骨

骨頭底部的
軟骨

小腿骨

　　相較手和肩膀，膝蓋只能在有限的活動範圍內，進行單方向屈曲伸展，試想如果在路上走到一半不慎摔倒的情形吧。

　　摔倒的瞬間，你的身體會直覺反應滾動或用手作出不讓自己受傷的防禦動作，比起能活動自如的雙手和上半身其他部位，膝蓋能做的動作的確非常有限。

　　還有，膝蓋先天構造不適宜承擔身體所有的重量，又位於容易受傷

的位置，對外部衝擊的抵抗力也很弱，這些都是為何膝蓋容易受傷的原因。再者，膝蓋不穩定的骨頭構造，韌帶、肌肉、血管和軟骨不得不扮演保護者的角色，變成了最先受傷的部位，以助膝蓋穩定。

正因如此，當我們覺得膝蓋痛的時候，會先行確認膝蓋周邊關節與相連的前後十字韌帶，也會確認重要的韌帶、外側半月軟骨（半月板）、骨頭附近的軟骨、肌肉及血管等部位是否受傷。

當然，醫生會在專業檢查報告結果出爐之後，才會有較準確的判斷，不過上述這些都能成為幫助醫生判斷病情的依據，隨著「痛的位置」不同，膝蓋「疼痛的原因」也會不同，所以說了解我們膝蓋的構造至關緊要。

### 各式各樣的膝部疾病

扭傷、半月軟骨（半月板）損傷、側副韌帶受傷、十字韌帶受傷、髕骨軟骨軟化症、黏液囊炎、脛骨粗隆骨骺炎（Osgood-Schlatter）、關節游離體、分離性骨軟骨炎、膝關節皺褶病變、膝內翻、膝外翻、退化性膝關節炎等，都是膝部疾病。

 **重點概要**

了解過膝蓋的不穩定構造，就能更簡單地理解誘發膝蓋疼痛的根本原因。

## • 關於肌肉的疑惑 •

　　施力才能啟動肌肉，而施力需要能量。人體上下約有 650 條肌肉，肌肉量因人而異。肌肉可依所在位置的不同，分為骨骼肌、內臟肌和心肌；依能否隨意調整動作，分為隨意肌和非隨意肌；依肌纖維構造和狀態，分為橫紋肌與平滑肌。

❖ 心肌是橫紋肌，也是內臟肌和非隨意肌。除心肌之外，大部分的橫紋肌都屬於骨骼肌與隨意肌。

　　膝蓋周邊肌肉有何作用？隨意肌是骨骼肌也是橫紋肌，主要負責保持身體均衡與行動，是受運動神經隨心所欲支配的肌肉。

　　膝蓋附近的骨頭、血管、韌帶、關節的密切互動，非但支撐住膝蓋周邊肌肉，也使身體能自由行動，特別是肌肉能透過「韌帶」收縮鬆弛，使「膝蓋」移動，上至精細的動作下至快速又複雜的運動，便如庖丁解牛，游刃有餘。

❖ 肌肉收縮指的不是皮膚縮小，而是皮膚維持在原本的狀態下拉長或縮短的意思，膝蓋周遭肌肉，包含骨骼肌在內的肌肉收縮速度是最快的。

　　試想站著或走路的時候，可以感受大腿腿部肌肉的緊繃與結實，相反地，休息的時候可以感受到大腿肌肉的鬆弛拉長。據此原理，過度緊繃的肌肉會造成損傷，即收縮速度快，施力就大，容易疲憊。

　　雖說人體相當神秘，經過一段時間後就會逐漸恢復，但假如還沒完全恢復，抑或是恢復到一半，我們又用力收縮肌肉，身體就會發出問題信號，也就是我們感受到的「疼痛」。

　　因此為了能長久正常地使用膝蓋，我們必須鍛鍊膝蓋的收縮與放鬆，換言之，需要適當的運動。

　　但是勉強或是過度的運動反而有害。

# 為什麼女性比男性更容易得膝關節炎？

 全世界人口中有兩億五千萬以上的人罹患「膝關節炎」，如今韓國已經步入「高齡社會」，預想 65 歲以上人口中罹患膝關節炎的患者會日益增多。

其中，罹患膝關節炎的女性是男性的 2 倍之多，據了解，韓國膝關節炎患者的差異比這更嚴重，而需要立刻接受膝關節炎治療的重症女性患者的比例比男性多出 3 到 4 倍，尤其是透過放射影像（X-ray）可看出 65 歲女性絕大多數都有膝關節炎。

今時今日，65 歲以上人口有 80% 容易得到退化性膝關節炎，且不出所料，「女性」人口退化性關節炎罹病率約比男性高出 3 倍，而實際罹患退化性膝關節炎女性患者是男性患者的 2 倍，簡單推測可知到醫院實際接受治療的患者大半是女性。

所以說，大多數的數據表示女性對膝關節炎的抵抗力顯著低於男性，為什麼會這樣？來看看已罹患膝關節炎的患者怎麼說：

「你們知道我的膝蓋因為關節炎有多痛嗎？少跟我提走路運動，真的痛得要命，做什麼都煩。」

像這樣怨天怨地哭訴膝蓋痛的人不過才 43 歲，而且是位女性。這位女性只要稍微變胖，膝蓋疼痛也會變得更嚴重，所以她嘗試減少食量或是餓肚子減肥。

女性的例子正是因為膝蓋痛，所以逃避走路或是強行減重，反而使日常生活完全陷入深深的無力感，況且變得不愛外出有可能使膝蓋肌肉淪為最糟狀態。

在進一步了解導致日常生活陷入惡性循環的膝關節炎，為何唯獨好發在女性身上之前，我們先來檢視不讓關節炎找上門的注意事項：

☐ 為了強化腰腿及大腿肌肉，必須不停進行走路運動。

☐ 避免暴飲暴食、絕食和過度飲食，用餐時應均衡攝取營養。

☐ 不能超過一小時以上維持壓迫膝蓋的特定姿勢或反覆作同樣動作。

女性的骨盆比男性大，但支持膝蓋的下體肌肉卻較孱弱，外加在日常生活中常常作出造成膝關節壓力的特定姿勢，此外 50 歲左右的女性骨頭和軟骨會因為停經期急速衰弱。

由此可見，女性比男性對膝關節炎更無抵抗力，還有為了減重，勉強絕食及營養不足都可能是原因之一。

雖然膝關節炎好發於女性，但男性也不能對膝蓋不穩定的結構性問題掉以輕心，因為男性的膝蓋也有可能因為激烈的運動和生活習慣而變弱。綜上所述，最安全的對策就是努力預防膝關節炎，在日常中經常檢視前述三種事項，不讓關節炎找上門。

 **重點概要**

千萬不要忘記，直接承受我們的體重且使用頻率最高的就是我們「膝蓋」。

## • 關於膝蓋黏液囊炎的疑惑 •

我們「膝蓋一痛」常直覺懷疑是不是「膝關節炎」，這是由於大部分喊膝蓋痛的人都是關節炎所致，不過因為根據疼痛部位的不同，診斷原因也會有所差異，並不是所有的膝蓋「疼痛」都能斷定為「關節炎」。

「軟骨軟化症」（請參考第四章）和「黏液囊炎」患者也時常會喊膝蓋痛。黏液囊炎是發生在「黏液囊」某處，其中最常發生在突出來的膝蓋部位。是許多年輕女性常見疾病，掌握治療的先機相當重要，以下是黏液囊炎可能的病徵：

- 膝蓋紅腫。
- 膝蓋摸得到一塊硬硬的腫塊。
- 按壓膝蓋兩側會引起劇烈疼痛。
- 膝蓋發熱刺痛。
- 走路或走上斜坡會覺得痛。

「黏液囊」是圍繞在關節滑膜的囊袋，扮演減少膝關節摩擦的緩衝劑角色，有防止受傷的潤滑及緩和衝擊的作用。

膝蓋受到突如其來的外在衝擊、長期壓迫和反覆刺激等均會引起黏液囊出血或發炎，稱為「黏液囊炎」。另一個黏液囊炎常見起因是感染。

順道一提，日常生活中經常採取蹲跪姿勢也容易引發黏液囊炎，必須小心。下述整理黏液囊炎常見的發病原因，須提前預防：

- 膝蓋跪著或是做家事時採蜷坐姿。
- 進行反覆跪拜又瞬時起立的動作，比如叩首禮拜。
- 長時間跪坐著祈禱。
- 不斷地重複一些靠膝蓋出力或支撐的瑜珈姿勢。
- 經常在地面爬行或是常常碰撞膝蓋。

# 減少生活中10%的疼痛管理

 「疼痛」是身體發出盡量減少移動疼痛部位的一種防禦信號，意即身體某個地方產生問題，要求暫時休息檢查。

如果我們的痛感消失了會變得如何呢？如果放任「疼痛信號」不理，經過一段時間後又會引起什麼後果？

「疼痛」具有生理組織或身體機能相關的重要意義，人們的痛感是感知到體內產生變化，是一種好的刺激。換言之，「疼痛」是感知身體不正常的變化而發出的信號，使我們獲得疾病治癒與好轉的機會。如果失去痛感，我們就會徹底錯失治療的好時機。

由此可知，「疼痛」症狀不容放任或置之不理，是必須接納的生理現象，說不定失去痛感或感覺不到疼痛的時候，我們反而要擔心。

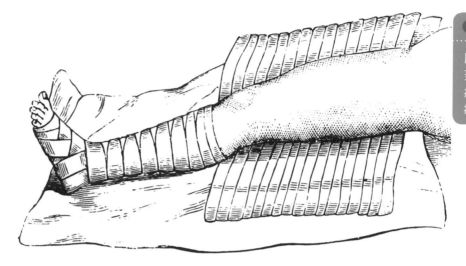

一般提到「疼痛」，直覺會想到肉體的痛苦，但在很多情況下，我
們必須同時考慮身心雙重考驗。因為有意緩解疼痛，積極接受治療，
但在身體遭受反覆不斷的疼痛所苦之後，就得面對另一種痛苦——心
理層面的痛苦。

以運動比賽為例，我們時常可以看到在比賽中途嚴重拐傷腳的足球
選手經過復健治療後重返球場，球技卻大不如前。醫生明明說已經徹
底復原，但因為揮之不去的受傷劇痛陰影，使其無法發揮過往球技。

患者要想徹底走出身心雙重痛苦，除了病痛治療之外，戰勝「疼
痛」的意志也同樣重要。

## 膝關節炎初期症狀

1. 平常行走後，膝蓋會痛個兩三天。
2. 下樓梯的時候格外疼痛。
3. 屈膝困難。
4. 膝蓋總是腫脹。
5. 站起來時，膝蓋會痛。
6. 雙膝的高度及模樣不一樣。

當然，隨著疼痛程度的不同，病情嚴重程度也不同，療程可能變短也可能延長。因此除了進行醫院療程外也要自己積極尋找方法，包括醫生推薦的日常生活療法，因為這些都是有意義、有效和安全的「心理痛苦」治癒法。

能戰勝疾病的正面行動源自於積極的決心，而內在的意志會成為根本力量。雖然無法用醫學技術證明這一點，不過「正面能量」的確擁有如神秘魔法般的效果。

 **重點概要**

「疼痛」是告訴我身體該接受檢查與暫時休息的「親切信號」，而不是「令人不愉快的痛苦」！

### ● 關於成長激素的疑惑 ●

成長激素（Growth Hormone, GH）的主要功能是刺激人體生長，不過只有孩子需要成長激素嗎？其實不然。要是成長激素（GH）實如其名只有成長時才需要，那麼已經停止成長的成人當然用不到它，但成長激素除了生長之外，還負責幾種重要作用。

正常成人的血漿（血液的液體成分）中含有微量成長激素（低於 1.0ng／ml），量雖少，卻是成人（25 歲以上）不可或缺的重要激素。對於肌肉，成長激素有助促進其韌帶、膠原和肌力之增加，同時促進脂肪分解。此外，激素也能提升脊椎骨質密度，進而減少骨質疏鬆症發病率。

成長激素受到運動、營養、壓力及睡眠等各種環境條件的影響，分泌時間落在晚上 10 點至凌晨 5 點之間。尖峰時段是人們熟睡的半夜 2 點到 3 點之間。在這段時間規律且進入深度睡眠者有助成長激素的分泌，作夢反而會妨礙成長激素的分泌。

❖ 成長激素的分泌會持續到 55 歲為止。人到 25 歲之後，每 10 年約減少 14% 的成長激素量，步入 60 歲之後會減少 50%，到了 70 歲之後又再減 20%。

成長激素減量後會產生下述現象：首先皮膚彈性減退；頭髮稀疏；記憶力變差；心臟、大腦、肺部機能弱化等。由此可見，成長激素具有延緩老化效用，所以被視為「回春激素」、「抗老化激素」。

❖ 成長激素的益處出乎預期地多，諸如強化心臟活動和雙腦健康（專注力、思考力及認知力）、促進性慾、強化髮絲與皮膚彈性、強化肌肉、減脂等等。

看到這裡，各位應該充分了解步入中年後成長激素有多重要，所以常有中年人施打成長激素針。不過，有報告指出濫打針劑會產生副作用，不只會使癌細胞增生，還會誘發關節疼痛，所以施打前須先與醫生商量。

# 活用指南：日常的疼痛管理法

 接下來會介紹幾種患者自行減緩疼痛的方法，醫院療程與日常療程雙管齊下，有助緩解膝蓋疼痛。

隨著疼痛程度的差異，以下方法也出現不同的效果，不過只要能按照膝蓋疾患的嚴重性與醫院療程並行，相信必能發揮一定效用，尤其是疼痛初期或感覺疼痛時，實施以下提供的生活療法，助益良多。

> 緩解疼痛的生活療法主要從找到心靈的平靜著手，有助緩解肌肉緊張。

## 緩解疼痛的冷溫療

在疼痛部位施行「溫療」能緩解肌肉緊張，促進血液循環，增強組織抵抗力，軟化膝蓋周邊肌肉，鎮定痛感，相反地，「冷療」能使血管收縮，減緩血液流速與新陳代謝，使疼痛部位降溫得以減少發炎與浮腫帶來的熱感，有助減少肌肉痙攣發作。

❶ **溫敷**：把手帕泡在熱水裡充分溫熱後，攤平手帕或用手帕包住疼痛與周邊部位，使其溫暖。手帕冷掉就重複相同步驟。
　　　時間　約 20 分鐘到 30 分鐘。

> **注意事項** 手帕浸泡熱水時，小心燙傷，可戴上棉質手套後再套一層橡膠手套來保護手，尤其對溫度感覺遲鈍的老人家要特別小心。另外，有出血危險或血液循環問題，抑或是皮膚病患者，則不能用毛巾熱蒸。

❷ **半身浴**：把肚臍以下部位泡入 37 到 40 度的熱水。在半身浴之後避免運動、伸展和按摩。保持肌肉與心情處在舒緩的狀態為佳。

> **時間** 30 分鐘以內。

> **注意事項** 身體剛開始泡入熱水時，肌肉多半會僵硬，所以小心下水的動作。浸泡約 15 分鐘，待身體狀態穩定後，剩餘的半身浴時間進行緩慢地腹式呼吸，有助提升半身浴效果。

> **腹式呼吸** 不移動肩膀、胸口與腰，一次 3 到 5 秒吸入最多的氧氣，讓腹部像是氣球般鼓脹，憋氣暫停 3 到 5 秒，接著慢慢吐氣約 5 秒，讓腹部恢復凹陷。

❸ **冷敷**：適合在膝蓋腫脹發熱或膝關節已受傷的情形下進行。用冷水浸濕手帕，接著扭乾水分，把手帕平舖在部位或用手帕包裹住疼痛與周邊部位。手帕變熱就重複相同步驟。

> **時間** 15 分鐘內。

> **注意事項** 避免冷敷過久。另外高血壓與皮膚病患者須多留意。

冷熱敷和半身浴之後休息一下是好習慣：伸直膝蓋，面朝天花板躺下。腳踝下方墊小枕頭，避免使用過高的枕頭，也不能墊在膝蓋下方，否則膝蓋可能會因位置變低而變得僵硬。

# 問答錦囊：
# 最好奇的膝蓋疼痛 Q&A

**Q** 我是 46 歲的男性。最近左膝後方會瞬間緊繃,有點痛,膝蓋還會喀拉作響,變得無力。

**A** 果疼痛部位沒有特別的外傷,很可能是膝蓋後方的內韌帶、外韌帶或是血管受了傷,必須就醫診斷。

腰部與大腿肌肉有可能出現肌力變差症狀,會抱怨這種現象的人通常是長時間久坐,且大多是不愛運動的人。

希望能透過伸展與散步,強化肌耐力,因為如果繼續置之不理,韌帶、血管和肌肉,連帶軟骨也會受傷。目前為止疼痛程度不算太嚴重,所以只要持續進行步行運動,就能有效緩和疼痛。

**Q** 我是 53 歲的家庭主婦。我在 20 天前醃了泡菜,那之後右膝內側旁邊有點痛,現在每次曲膝都會很痛,右膝好像也比左膝腫。

半月上軟骨，即「半月軟骨」似乎受了傷，需要盡早診斷與治療。通常半月軟骨（半月板）撕裂，會引起每次彎膝或走路的時候的痛感，也不能經常曲膝。有些人因為過了一段時間沒那麼痛，所以不去醫院，一切順其自然，但像這樣不考慮受傷嚴重程度，很有可能會罹患早期退化性關節炎。

最近各年齡層的內側半月軟骨撕裂患者人數有增加趨勢，雖說我們無法避免因年紀大引起的半月軟骨老化，但不能讓傷處增加罹患退化性關節炎的可能。

**Q** 我是懷孕 5 個月的 40 歲女性。因為是高齡產婦，從懷孕之前就很擔心腰部和膝關節負擔過重。孕期 4 個月時，膝蓋時有時無的疼痛，不確定嚴不嚴重，我非常擔心。

很多人因為懷孕年齡偏高，刻意減少外出運動。孕期體重飆升與產後肥胖，都跟孕期間過度的減少活動擺脫不了關係。此外，運動不足也對膝蓋有很大的負面影響。

關節節炎容易被大眾誤解成高齡疾病，然而年輕人也會因為體重飆升、運動不足罹患關節炎，尤其產後環境很容易造成膝蓋軟骨損傷，諸如膝蓋重複屈伸，抱著孩子走路等。

最重要的是如果準媽媽孕期罹患炎症，炎症及發炎介質非但會造成胎兒的壓力產生，孕婦關節有可能因為發炎、遭受破壞，且孕期能服用的藥品有限，而造成關節炎惡化，所以現在還不算遲，請馬上管理體重，進行適度的運動。如果擔心單獨運動出事，建議請求

醫院專家協助，熟悉孕期可以做的運動，還有不妨冷溫療與半身浴並行，幫助減緩疼痛。

> **Q** 我是 26 歲的女性。3 個月前膝蓋痛了起來，走路的時候會陣陣抽痛，而且愈來愈嚴重。幾天前我上樓梯的時候，膝蓋疼痛劇烈。我是研究生，所以白天長時間久坐，晚上 6 點後的超商打工如果不是長時間坐著，就是在搬重物。

**A** 才 20 幾歲就出現膝關節的疼痛，可能是軟骨的問題，必須盡早就醫。平常運動量不足的人的膝蓋無法承受突如其來的超量運動，尤其是搬重物或是走到一半坐下起立的時候，很容易傷害到軟骨，造成關節疾病。

許多運動量不足的 20 歲到 30 歲女性常患的膝關節疾病就是軟骨磨損導致軟骨軟化。運動量不足的軟骨吸收不了充足的營養而弱化，這時候突然過度使用關節會造成軟骨裂開，如果情況持續下去，骨頭也會跟著裂開。

軟骨軟化症是軟骨受損的第一階段，也是促使早期退化性膝關節病情惡化的危險因子，因此必須好好診斷是否真的為軟骨軟化症。早日接受治療相當重要，唯有如此才能或多或少可以減少軟骨損傷，或是預防致命傷害。

**Q** 我是 44 歲的女性。一直以來看著 72 歲的母親因膝關節炎吃盡苦頭的模樣，非常擔心我離那樣的未來不遠。我想了解一些膝蓋疼痛的早期症狀，以便事先做好膝關節炎預防對策。

**A** 最近喊著膝蓋痛的患者年齡層變廣了，年輕人在放射線（X 光）影像沒被判讀出膝關節炎，已是警訊。膝關節和日常生活息息相關，所以早期診斷非常重要。希望大家平常養成習慣，觀察膝蓋是否疼痛，事先學習相關資訊。不是所有的膝蓋痛都是因為關節炎，最好準確記錄疼痛的部位和疼痛的感覺等症狀，就診時別忘了詳細說明病情。

首先，先確認什麼姿勢會引起膝蓋疼痛。膝關節炎初期在上樓梯、腿曲膝，及跪坐時會痛，特別是走下坡或是下樓梯的時候。假如痛的是膝蓋，很有可能是軟骨受損，置之不理，有可能演變成退化性關節炎，所以必須盡快就醫。

其次，膝蓋疼痛持續超過 48 小時以上，採取冷敷等緊急措施也不減疼痛，那麼就得去醫院檢查。通常冷熱敷後的 24 小時以內，輕微的膝蓋疼痛會有所好轉，若是沒有，便需要就醫檢查相關的膝關節疾病。持續疼痛、關節部位重複發炎或發腫，及走路時膝蓋無力，都是關節炎會引起的疼痛症狀。

最後，確認移動膝蓋時發出的聲音。萬一膝蓋發出的聲響又沉又大聲，就得去醫院檢查，特別是每次移動膝蓋都出現這種聲音的話，膝蓋裡可能有東西，假如伴隨疼痛與浮腫症狀，一定要盡早檢查。

**Q** 我是52歲的男性，平常熱愛運動，最近每個週末都會去打羽毛球。不久前膝蓋疼痛變得嚴重，我考慮著要不要中斷運動。

**A** 適當的肌力強化運動不僅對膝關節好，對其他關節也好，但是籃球、網球、羽毛球、跳繩和足球一類的運動反而會造成膝關節的過重負擔。羽毛球得跳上跳下，有很多勉強腳踝和膝蓋的動作會帶給膝蓋原封不動的衝擊。這時，膝蓋會因為加重的衝擊而扭曲，在髕骨之間的半月軟骨（半月板）進而破裂，嚴重的話，甚至會損及髕骨。而裂開的軟骨組織也會影響到關節之間的神經。

尤其半月軟骨主要負責分散膝蓋的負重力，若持續進行膝蓋高負重的運動，不僅會造成半月軟骨的傷害，也會加速關節退化。我們必須認知到年紀愈大，體重愈重，從事增加膝蓋負重的運動反而是有害的事實，以不勉強為前提，找到適合自己的運動。

**Summary**

# 看漫畫學 膝蓋疼痛的秘密

∧∧ 真好奇

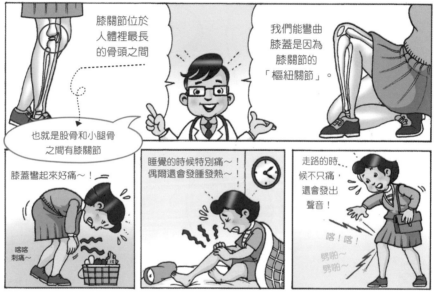

膝關節位於人體裡最長的骨頭之間

我們能彎曲膝蓋是因為膝關節的「樞紐關節」。

也就是股骨和小腿骨之間有膝關節

膝蓋彎起來好痛～！

喀喀刺痛～

睡覺的時候特別痛～！偶爾還會發腫發熱～！

走路的時候不只痛，還會發出聲音！

喀！喀！

劈啪～劈啪～

膝關節發生問題的初始症狀就是無法從「疼痛」中解放，膝蓋疼痛會造成走路甚至是日常生活的不便，還會影響身心健康。

## 膝蓋痛的原因！

由於不穩定的骨頭構造，很容易損傷！

圓圓的！

脆弱的軟骨

平平的

因為受傷和破裂造成發炎，產生痛感。

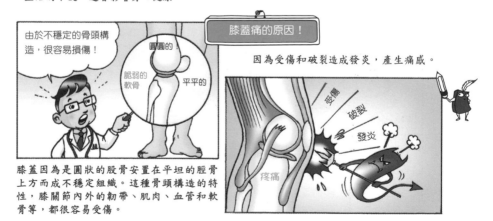

受傷 破裂 發炎 疼痛

膝蓋因為是圓狀的股骨安置在平坦的脛骨上方而成不穩定組織。這種骨頭構造的特性，膝關節內外的韌帶、肌肉、血管和軟骨等，都很容易受傷。

膝蓋包括大腿部位的股骨、小腿部位的脛骨，及膝蓋中央的髕骨。
每塊骨頭的尾端都有軟骨、肌肉、血管、韌帶、十字韌帶和半月軟
骨（半月板）。

這些部位相互密切相連，所
以膝蓋才能彎曲、打直、跑
步和步行等等！

先來看膝蓋
的骨頭吧？

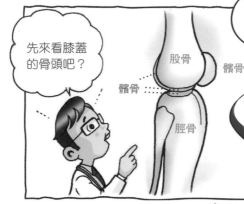

股骨

髕骨

髕骨

脛骨

跑吧！　　　　　我要跑啦！

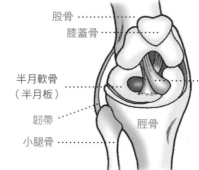

股骨

膝蓋骨

半月軟骨
（半月板）

韌帶

小腿骨

十字韌帶

脛骨

多虧前後十字韌帶，膝蓋能
彎能伸，也因為半月軟骨
（半月板）才能安全地移動
膝蓋。

膝蓋的前後十字韌帶和半月軟骨主要負責維持膝關節安全。

所以

了解膝蓋構造是
非常重要的！

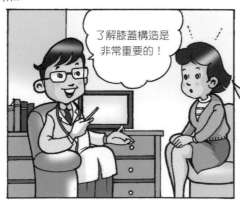

原來如此！我懂了
膝蓋長什麼樣子，
會比現在更小心安
全地使用膝蓋！

深入了解膝蓋構造，就能進一步了解膝
蓋疼痛的生成原因。

因為膝蓋的不穩定構造，所以按「痛感部位」的不同，膝關節疾病的成因也會不同。

哦～
不可以！

膝蓋很容易受到衝擊和外傷。

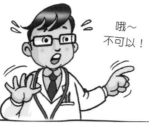

膝蓋下方很痛……

痛的地方不是這裡嗎？

匡！

劈啪劈啪！

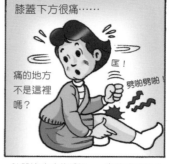

膝關節疾病的種類……真的很多吧！

「疼痛」是檢查我的身體，告知該暫時休息的信號！

親切的信號！

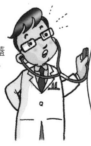

疼痛

變形、半月軟骨（半月板）受傷、側副韌帶受傷、十字韌帶受傷、髕骨軟骨軟化、滑液囊炎、奧斯戈德氏病（Osgood-Schlatter）、關節內游離體、剝離性骨軟骨炎、滑液皺褶病變、膝內翻、膝外翻、退化性膝關節炎等等。

絕對不能對膝蓋疼痛睜一隻眼，閉一隻眼！

「膝關節炎早期症狀」

1. 膝蓋難以彎曲。
2. 膝蓋總是腫脹。
3. 平常走路後，膝蓋要痛兩三天以上。
4. 下樓梯時會特別痛。
5. 起立的時候膝蓋會痛。
6. 兩邊膝蓋的高度和模樣不同。

請參考！

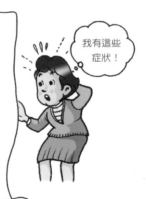

我有這些症狀！

膝蓋是最直接感受體重負重，使用頻率最高的人體部位，請不要忘記它是很容易受傷的器官！還有絕對不能對膝蓋痛放任不管。

我們的身體裡有 206 塊骨頭。出生時大概有 350 多塊骨頭，

不過隨著成長，小的骨頭會合併，成人後大概變成 206 塊骨頭。

我們能用雙腳行走，用雙手和十隻手指頭拿東西，

是因為骨頭和骨頭之間有起到緩衝作用的「關節」。

試想，萬一我們只有骨頭卻沒有關節會怎樣？

聽著驚悚，但也許我們都會變成小木偶皮諾丘。

就像皮諾丘得到小精靈的幫助般，

我們之所以能行動自如都是多虧關節。

在如此值得感激的關節出現問題之前，請先提高對關節的認識，

這樣才能迅速積極地應付有可能變成慢性疾病的「關節炎」，

改變未來生活品質。

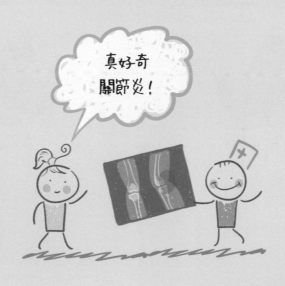

# 對於關節炎的理解及診斷

# 我的關節基本指南

人體內還有其他部位像關節一樣脆弱的嗎？關節是以柔軟的物質構成，所以很容易因外來衝擊而受傷。但是構成關節的若不是此柔軟的物質，身體就無法自由自在地活動。

不光只有外來衝擊，關節同時也面臨會帶來嚴重傷害的內部疾病威脅，比如說「關節炎」。

「希望無病無痛！」

關節炎如字面意思，指的是關節產生炎症，放任不理，很可能會導致疼痛、身體機能喪失，及精神傷害。

一般提到關節炎，通常會先想到膝蓋痛，然而其實我們主要使用的膝蓋、肩膀、腰部、手腕、腳踝，及脊椎等各個部位的身體關節都有機會發生關節炎，只不過承受人體最大壓力的膝蓋，是最常發生病變之處。

　　出乎意外地，許多人以為關節炎是上年紀的自然現象，也許是覺得年紀愈大，關節使用次數多，一邊感嘆唏噓「關節老化」，一邊就坦然接受老化事實。像這樣抱著「過陣子就沒事了吧」的想法，對關節炎治療掉以輕心而錯失治療良機的人比預期得多。

　　相對而言，罹患關節炎的年輕患者便難以接受如此早就得到關節炎，為了消除疼痛帶來的生活不便，更能主動就醫，積極治療。

　　您現在幾歲呢？其實對關節炎，年齡從來不重要。因為任何人罹患關節炎，都很難擁有幸福的人生，關節炎是與日常生活息息相關的疼痛，這就是為什麼不管年紀大小，都必須好好照顧關節炎。

　　儘管萬病同理，不過關節炎尤重早期管理及預防。如果在此之前，對關節炎默不關心，哪怕從現在開始也要好好了解關節炎的本質及預防對策，這是為了我和家人未來著想的一種保險。

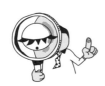 我的「關節」

　　關節是讓支撐人體的骨頭得以自由移動的樞紐，為助理解，可以想成是讓衣櫃門能自由開關的衣櫃絞鍊。關節由軟骨、滑液、滑膜、關節膜和韌帶所構成，具有讓骨頭柔軟移動與吸收衝擊的緩衝作用。

　　先了解關節的六個構成要素：軟骨、滑液囊、黏液囊、肌肉、血管，及韌帶，將有助進一步了解「關節炎」的本質。

- 滑膜：覆蓋於關節囊內部的組織膜，會分泌有著潤滑油作用的「滑液」（關節液）。換言之，滑膜會分泌讓關節保持柔軟的關節液，並且吸收、處理關節部位生成的老舊廢物。

- 滑液（關節液）：是滑膜（關節膜）分泌出來的一種液體，想成是蛋白就能理解。有著減少摩擦，保護關節的潤滑油作用。

- 滑液囊：是分泌「滑液」保護關節的囊袋。圍繞著膝蓋，是關節移動時的緩衝墊。

- 黏液囊：與「滑液囊」作用差不多，但不是同一部位。是讓摩擦的肌肉和肌肉、骨頭和肌肉能好好活動的液體囊袋。

- 軟骨：覆蓋骨頭與骨頭相接的尾部，有緩衝作用，是防止骨頭摩擦造成磨損的緩衝物，軟骨的高彈性有助於關節活動度。

- 肌肉：肌肉的兩端大部分是與骨頭連結的血管，也有部分直接依附於骨頭上。彈性好的肌肉有助關節活動的同時，也能確保自身的靈敏度。肌肉細胞中有微血管、感覺神經與運動神經。

- 血管：血管連接肌肉和骨頭（骨頭、骨頭側膜、關節膜、軟骨），讓關節能自由行動。雖然非常柔軟卻不具彈性。另外，血管上分佈許多神經，所以對肌肉的變化相當敏感。

- 韌帶：像是連接骨與骨的短繩，集結組織形成關節。

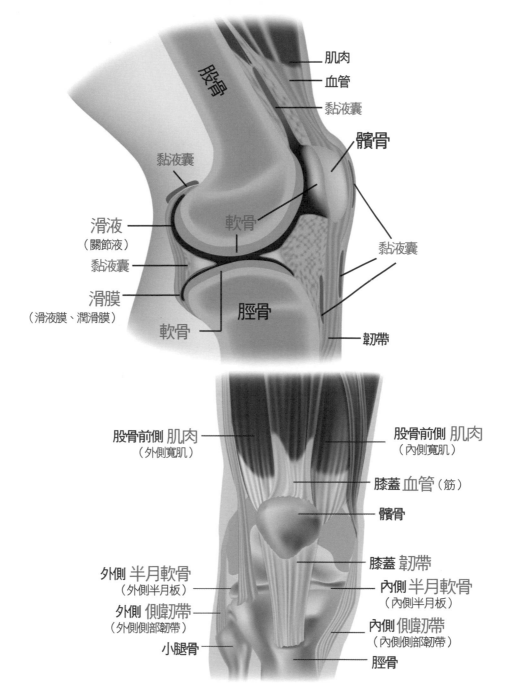

肌肉

血管

黏液囊

股骨

髕骨

黏液囊

滑液
（關節液）

軟骨

黏液囊

黏液囊

滑膜
（滑液膜、潤滑膜）

脛骨

軟骨

韌帶

股骨前側 肌肉
（外側寬肌）

股骨前側 肌肉
（內側寬肌）

膝蓋 血管（筋）

髕骨

外側 半月軟骨
（外側半月板）

膝蓋 韌帶

內側 半月軟骨
（內側半月板）

外側 側韌帶
（外側側部韌帶）

內側 側韌帶
（內側側部韌帶）

小腿骨

脛骨

▓ 我的關節與其周邊組織的一覽

❖ 上圖是為了解人體中最大的「膝關節」而繪之簡圖，並非人體所有的
關節。

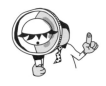

## 各式各樣的「關節與骨頭」

　　人體所有關節均負責保持「穩定」及「行動」兩種力道的平衡，有能多方向旋轉的關節，如手腕關節與肩關節；也有能屈曲伸展，幫助活動，保持身體穩定的關節，如膝關節和髖關節；相對的，也有完全不能移動，但起到穩定支撐作用的關節，如兩塊骨頭的嵌合骨、齒槽骨，及牙齒的接合處。

　　像這樣，關節透過周邊組織（軟骨、肌肉、骨頭、血管、韌帶、滑液和黏液）的相輔相成作用，使身體保持穩定，也能緩衝人體活動。因此掌握人體各關節部位的了解，有助早期發現關節最基本的機能問題，早期治療關節病變。

---

 **重點概要**

弄懂關節組織、骨頭，及各種關節部位，才不會輕忽我們身體關節的各種問題，得以擬定對策。

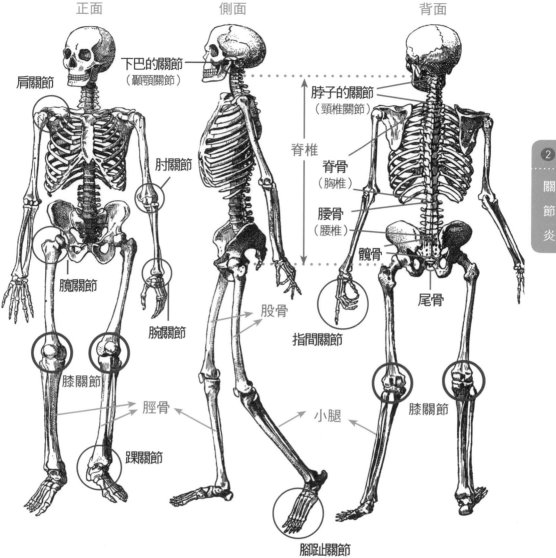

正面　　　　　側面　　　　　　　　背面

肩關節

下巴的關節
（顳頸關節）

脖子的關節
（頸椎關節）

肘關節

脊椎

脊骨
（胸椎）

腰骨
（腰椎）

髖骨

髖關節

尾骨

股骨

腕關節

指間關節

膝關節

脛骨

小腿

膝關節

踝關節

腳趾關節

**圖** 身體各式各樣關節和骨頭的名稱

❖ 脊柱（Vertebral Column）：脊柱由連結人體頭部到骨盆的脊椎（從頸骨到尾骨）和尾椎（由椎間盤和脊椎之間的軟骨支撐脊椎骨）所構成，支撐我們的身體並使其能移動。

❖ 脊椎（Vertebra）：脊椎指的是頸骨（頸椎，7 塊骨頭）、脊骨（胸椎，12 塊骨頭）、腰骨（腰椎，5 塊骨頭）、髖骨（薦椎，成人只有 1 塊薦椎），及尾骨（尾椎，成人只有 1 塊尾骨）。

# 提前了解類風濕性關節炎
## vs 骨關節炎

「手指頭每一節都又腫又痛！」

⬇

「就算不去動它也會有刺痛感。」

⬇

「關節好像發炎了。」

⬇

「這是『類風濕性關節炎』嗎？還是『骨關節炎』？」

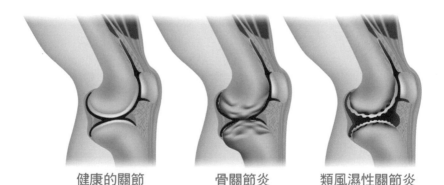

健康的關節  骨關節炎  類風濕性關節炎

| 類風濕性關節炎 | 骨關節炎 |
|---|---|
| ▶ 不是只有年紀大的人才會得，人人都有得病機率。 | ▶ 雖然人人都有得病機率，但卻是65歲以上長者的常見疾病。 |
| ▶ 自體免疫類疾病。 | ▶ 除了老化之外，關節損傷、肥胖、荷爾蒙異常等都是危險因素。 |
| ▶ 發炎性全身性疾病。 | ▶ 具有發炎與疼痛症狀的退化性疾病。 |
| ▶ 早期診斷、早期治療與持續治療相當重要。 | ▶ 早期診斷、早期治療與持續治療相當重要。 |
| ▶ 運動治療、物理治療與藥物治療並行。 | ▶ 運動治療、物理治療與藥物治療並行。根據病情嚴重性有各種療程。 |
| ▶ 經常有中斷治療的情況。若出現發病跡象卻置之不理，很可能併發心臟、肺部、眼睛和皮膚等其他器官疾病。 | ▶ 疼痛之類的早期症狀經常被忽視，早期診斷不易，不過在適當時期接受治療，可以維持一定的日常生活。 |
| ▶ 有些患者害怕副作用而減少服藥量或乾脆停藥，反而使關節更加惡化，嚴重時會影響到其他器官。 | ▶ 需要改善日常生活習慣與預防肥胖的體重管理，同時持續進行肌力強化運動，便能有效預防骨關節炎。 |
| ▶ 病況暫時好轉就減少服藥量或中斷治療是不行的。 | ▶ 根據病情嚴重程度有不同的療程，比起暫緩疼痛的療程，必須更致力於根本治療。 |

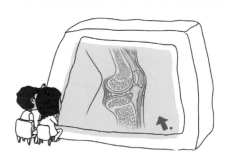

 關節炎

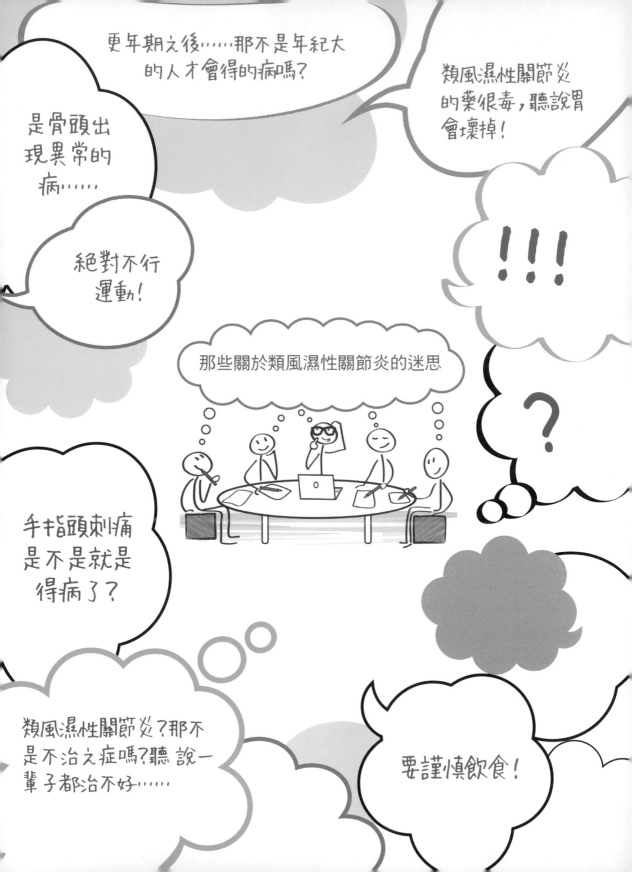

# 我的身體在攻擊我？

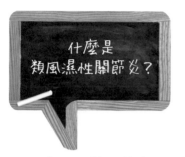

「類風濕性關節炎是炎症疾病，也是自體免疫疾病。」

類風濕性關節炎一般簡稱為「風濕」。要了解屬於「自體免疫疾病」的類風濕性關節炎，必須先了解「自體免疫反應」。我們把人體想像成一個「家」，把病毒或細菌當成「入侵者」。

我在家裡住得好好的，某一天突然有入侵者闖入家中，慌亂的我和家人們為了解決這種情形，於是把「鄰居、友人」叫到家裡，之後我的家人、鄰居和友人，與入侵者展開激烈決鬥。因為決鬥過於激烈，導致敵我難分，所以鄰居和友人有時會把我的家人誤認成入侵者加以攻擊。

在此家人是「免疫系統」，鄰居及友人就是「抗體」。一旦「外部入侵者」──病毒或細菌侵犯健康的人體，人體防禦機制「免疫系統」會製造「抗體」抵抗或攻擊病毒與細菌。這種身體反應就叫作「自體免疫反應」。

而作為「抗體」的鄰居及友人誤把我的家人當成入侵者攻擊的行

為就是「自體免疫疾病」。像這樣，自體免疫疾病是我體內的免疫系統出現異常，攻擊我體內剩下的細胞。換句話說，是一種誤判我體內的正常組織為入侵者加以攻擊的疾病。

如同激烈的決鬥之下必有死傷，關節滑膜會產生了「炎症」，體內發送出錯誤信號，持續攻擊自身軟骨細胞，造成軟骨損傷，是以疼痛遲遲難消。

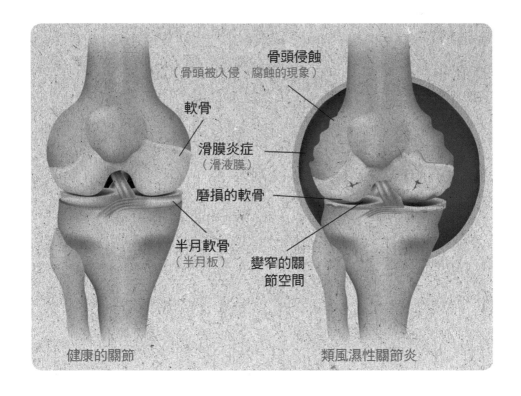

骨頭侵蝕
（骨頭被入侵、腐蝕的現象）

軟骨

滑膜炎症
（滑液膜）

磨損的軟骨

半月軟骨
（半月板）

變窄的關節空間

健康的關節　　　　　　　　　類風濕性關節炎

❖ 希臘文「Rheuma」原意是「液體流動」，衍伸成 100 多種免疫系統疾病的總稱「類風濕性關節炎」，意思是引起疾病的壞液體四處流動，造成疼痛，即人體免疫細胞原本應該攻擊病毒之類的外部異質物，卻因免疫系統發生異常，把部分身體組織誤認成入侵者攻擊。

如此這般，因為免疫細胞的攻擊，關節「滑膜」部位產生發炎反應，「類風濕性關節炎」便是具有代表性的自體免疫疾病，過度活性化的免疫系統錯認人體正常組織或介質為外來者施以攻擊的疾病就叫作「自體免疫疾病」。

綜上所述，因「自體免疫反應」產生的關節疾病就叫作「類風濕性關節炎」。

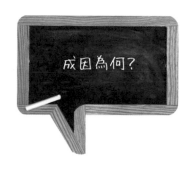

「為什麼自體免疫反應會引發類風濕性關節炎？」

類風濕性關節炎是常見關節疾病之一，僅次於退化性關節炎。人們最常見的偏見是誤以為更年期後的長者才是高風險族群，驚人的是，這種病的年輕患者並不在少數。相較於高齡族群，70% 的類風濕性關節炎患者是 20 多歲到 40 多歲的年輕人已是不爭的事實。

既然如此，「類風濕性關節炎」無特定患病族群的理由為何？我們清楚身體會自我攻擊的事實後，會更好奇類風濕性關節炎的真相。

其實類風濕性關節炎的發生原因至今不明，受遺傳因素與環境因子影響不過是推測而已。雖然沒有確實證據證明類風濕性關節炎的遺傳性，不過一個家庭中出現多名家庭成員患病，已是司空見慣，因此有家族病史者若出現初期症狀時，事先的檢查及平時的密切觀察便顯得重要，唯有如此，才能提早就醫診治，接受早期治療。

另外，據知女性發病率是男性的 3 倍，雖然這也是未臻明確的待證事實，但就女性荷爾蒙或懷孕生產的情況推測，女性或有一些容易得病的特殊條件。

❖ 美國布萊根婦女醫院伊莉莎白・卡爾森博士（Elizabeth Carlson）主張 24 個月哺育母乳的女性至少有 50% 的機率罹患類風濕性關節炎，在在證明了女性荷爾蒙和類風濕性關節炎的相關性。

歸納以上所述，我們可以明白至今還不清楚類風濕性關節炎的明確成因，但遺傳因素和環境的複合影響會導致人體免疫系統異常，進而使「滑膜」部位發生炎症是事實。

❖ 除了某些組織性遺傳基因會誘發類風濕性關節炎之外，病毒與細菌感染也是發病因素之一。女性荷爾蒙也是造成女性患病率高於男性的原因。此外，吸菸也列入危險因素的一項。

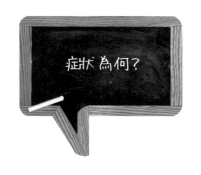

症狀為何？

「早上睡醒時，手總是又腫又刺痛。」

從事手工職業，或是做過多的家事，以致手指出現刺痛感，這時人們通常會先懷疑自己是否得到「類風濕性關節炎」。不過由於類風濕性關節炎源自「自體免疫反應」，所以和頻繁使用手指造成的疼痛感有著不同的特性。

罹患類風濕性關節炎的人會哭訴全身上下都痛，是因為類風濕性關節炎會引起手腕、手指頭、手肘、肩膀、脖子、下巴、臀部、膝蓋、腳踝和腳趾頭等身體各關節部位的疼痛。

　　為了與其他疾病作出明確區別，幫助明確診斷，1987 年美國類風濕性關節炎協會擬定 7 種「類風濕性關節炎」診斷標準。

　❖　美國類風濕性關節炎協會公佈的 7 種診斷標準如下：
　　①晨起時，關節或關節周邊是否有僵硬感，且這種感覺超過 1 小時以上。
　　②至少有 3 個以上的關節部位發生腫脹與發炎現象。
　　③手部關節是否出現關節炎現象。
　　④不只 1 個部位，有好幾個部位同時發生對稱性關節炎現象。
　　⑤有沒有無痛的結節（類風濕性結節）。
　　⑥血液檢查時是否發現類風濕性發病因子。
　　⑦放射線照射檢查是否有異常變化。

　　以上①到④的症狀需持續 6 週以上，7 個項目中如有 4 個以上症狀吻合，則有罹患類風濕性關節炎的可能。

　　因為其他關節部位的早期病徵有部分超乎上述 7 種診斷現象，是以美國類風濕性關節炎協會為了補全此類病兆問題，和歐洲類風濕性關節炎學會合作，於 2010 年擬定「類風濕性關節炎早期病徵」診斷標準。

❖ 美國與歐洲類風濕性關節炎協會公佈的新診斷標準如下：

① 關節侵入現象
　　－ 1 個大關節部位（肩膀、手肘、髖關節、膝蓋、踝關節）：0 分。
　　－ 2 至 10 個大關節部位：1 分。
　　－ 1 至 3 個小關節部位：2 分。
　　－ 4 至 10 個小關節部位：3 分。
　　－ 10 個關節部位中包含 1 個小關節部位：5 分。

② 血清檢查（至少進行 1 項以上的檢查）
　　－ 類風濕性因子或抗環瓜氨酸抗體（Anti-CCP）全呈陰性：0 分。
　　－ 類風濕性因此獲抗環瓜氨酸抗體（Anti-CCP ／未達標準值上限 3
　　　倍以上）：2 分。
　　－ 類風濕性因此獲抗環瓜氨酸抗體（Anti-CCP ／超出標準值上限 3
　　　倍以上）：3 分。

③ 急性反應物質（至少進行 1 項以上的檢查）
　　－ 紅血球沉降率（ESR）或 C- 反應蛋白（CRP）一切正常：0 分。
　　－ 紅血球沉降率（ESR）或 C- 反應蛋白（CRP）上升：1 分。

④ 病徵持續時間
　　－ 未滿 6 週：0 分。
　　－ 6 週以上：1 分。

從第 1 項目到第 4 項目合計超過 6 分以上，則判斷為類風濕性關節炎。

　　類風濕性關節炎的早期病徵是晨間僵硬感及發熱腫脹。首先，關節部位疼痛且有熱感、呈現紅腫現象、對氣候有敏感反應且身體會顫抖痠痛或有昏昏欲睡的疲倦感。根據不同情形，偶爾會有眼睛毛病或是皮膚花花綠綠的症狀。

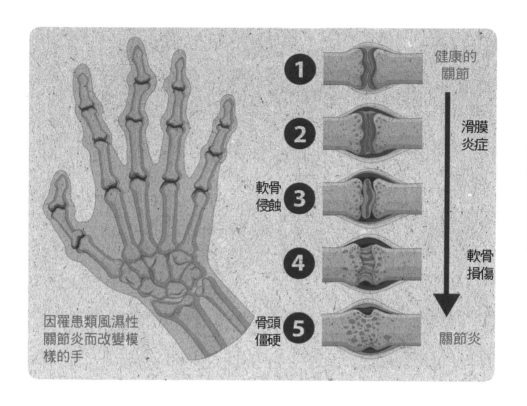

健康的
關節

滑膜
炎症

軟骨
侵蝕

軟骨
損傷

骨頭
僵硬

關節炎

因罹患類風濕性
關節炎而改變模
樣的手

　　不僅手指頭，大多手腕、手肘、膝蓋等其他關節也會疼痛，通常是
對稱性關節痛感，再加上早上起床超過1小時以上的關節僵硬感。如
有上述症狀，便可合理懷疑是類風濕性關節炎。

❖ 主要在手腳小關節、手肘、膝關節等部位會出現對稱性滑液炎症，侵
　蝕周邊軟骨和骨頭，破壞軟骨，造成變形。掌骨關節、指間關節或手
　腕關節腫痛，有晨起僵硬感，嚴重時會伴隨異常變形，也會出現關節
　疼痛、腫脹、僵直與關節活動受限，再加上微燒、疲勞、食慾不振、
　體重下滑等各種心理症狀，也可能出現貧血、乾燥症候群、皮下結節、
　肺纖維化、血管炎及皮膚潰瘍等症狀。

盡早發現，積極治療，能有效減緩類風濕性關節炎的病情發展，減少日常生活不便，相反地，延遲就醫或放任不管，有可能造成軟骨在關節骨活動時起不了緩衝作用，導致關節功能失常。

　　如今的問題在於：太多被「視為理所當然」的資訊。稍有不慎很可能錯過就醫時間，造成症狀惡化的致命結果。

　　請務必牢記：類風濕性關節炎不知在何時，會以何種方式攻擊我的身體，此病早期治療的重要性尤勝其他疾病。

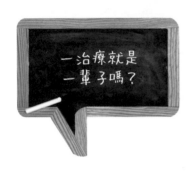

「要與現在的疼痛共存多久？」

　　這是類風濕性關節炎患者哭天搶地提出的無數疑問之一，所幸類風濕性關節炎不是要終生治療的疾病！大部分自體免疫疾病需要花上一輩子照顧，然而類風濕性關節炎和糖尿病或高血壓不一樣，短則 1 至 2 年，長則持續性接受治療就能降低活性，約 10% 的患者經過數年療程，良好控制病情，幾年後才有復發的風險。

　　類風濕性關節炎治療目的是控制炎症，消除疼痛，減緩或預防關節損傷，「維持關節原有機能」。患者的根本目的是擺脫「疼痛帶來的痛苦」，不再被「行動不便」所擾。

　　類風濕性關節炎治療的前提是：務必就醫治療，勿擅自中斷治療，持續接受治療。只有遵照醫生醫囑治療的人才有機會好轉及完全康復，

這也是阻止關節變形和損傷的捷徑。

「類風濕性關節炎」源自於「滑膜」產生炎症與腫脹現象，擴散到周遭軟骨與骨骼，典型症狀是病情反覆──「發炎反應時而好轉，時而惡化」。有發炎反應時稱為「活動期」，沒發炎反應時稱為「緩解期」。除了自行等待自動進入緩解期之外，也可透過治療引導病情進入緩解期。

沒發炎反應的「緩解期」可以持續幾週到幾年，也有維持一輩子「緩解期」的患者。然而，「活動期」患者或有疲勞、食慾不振、低熱、肌肉痠痛和關節痛、睡醒僵硬等症狀。上述症狀偶爾會被誤判成其他疾病，造成風濕性關節炎的延誤治療。

### ● 關於發熱與疼痛的疑惑 ●

身體「發熱」是由於外在細菌或異質物侵入我們的身體，身體為了自保而啟動防禦機制。

發熱成因大致分為感染性與非感染性。首先「感染性發熱」是人們經常憂慮的細菌或病毒等的感染引起的發熱現象，相反地，「非感染性發熱」縱使沒有外來因素，也會因內部肌肉或神經等的損傷而發生。

不論發熱成因為何，這一切都只是保護我們身體的過程，除了感染瘧疾或超級細菌等特殊情況外，健康的人僅出現「發熱」情況時，則毋需多慮。

發起人體保衛戰的另一個稱呼正是「發炎反應」，一旦出現發炎反應，人體內無數的發炎傳導介質相互作用而產生的現象就是「發熱及疼痛」。

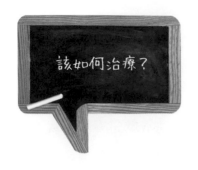

該如何治療？

出乎意料之外，有非常多類風濕性關節炎患者未能及早接受治療，痛訴日常疼痛，並且年紀愈輕愈是如此。在此，希望病情完全康復的我們不能忘記，當發現上述症狀時，務必「及早診斷」且不中斷療程，直到完全康復為止。

實際上，類風濕性關節炎是錯失治療黃金時期，徒留最多遺憾的疾病，所以類風濕性關節炎的早期與持續治療是改善日後「生活品質」的根本對策。

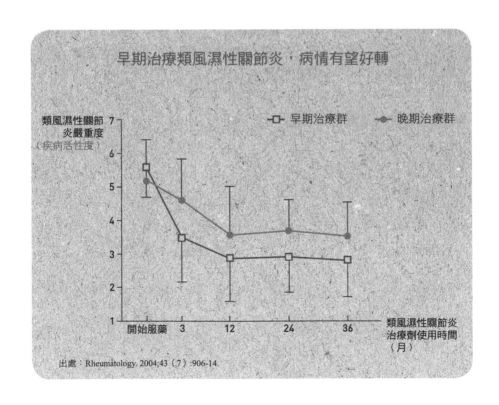

早期治療類風濕性關節炎，病情有望好轉

出處：Rheumatology. 2004;43（7）:906-14.

既然如此，「該如何開始類風濕性關節炎的治療？」

對醫生來說，這可能是個非常複雜的問題。因為透過藥物治療炎症之外，醫生需經過方方面面考量：必須避免藥物副作用；關節疼痛與浮腫；進而根據關節損傷程度給予適當的治療。

對醫生來說，這種煩惱問題不大，因為目標是希望患者的「好轉與痊癒」，不過患者必須積極遵照醫生指示服藥或是接受物理治療，尤其需要運動之類的輔助療法，雙管齊下，非常需要患者積極配合。

然而，在療程中做出不該做的行為患者意外地多，部分患者不清楚服藥後有好轉跡象，並不代表回到生病之前的正常狀態，錯把暫時的好轉當成徹底痊癒，擅自判斷「既然沒生病了，中斷治療也沒關係吧」，這種情形比比皆是。

或者是「明明遵從醫囑又吃藥又做物理治療，病情卻絲毫不見起色」，自行決定中斷治療。像這樣不好好理解醫生指示，錯失治療最佳良機，反而得進行長期治療類風濕性關節炎的患者，屢見不鮮。

❖ 過去，包含醫學界在內，社會大眾對類風濕性關節炎相對其他疾病，較不關心，過去類風濕性關節炎患者通常服藥的目的是抑制疼痛，而非治療。之後，儘管許多新藥開發問世，也被當成治療藥物使用，卻因為存在副作用，更不受大眾待見。

此外，雖然研發了能直接殺死過度活性化的免疫細胞，或是控制免疫細胞活動的藥物，卻也因會造成人體免疫細胞低下，引發其他疾病疑慮而有所保留。無論如何，請切記對於藥物副作用的判斷與處理，應交由診治醫生負責

任何疾病的病情過程、進展速度，與嚴重程度，都因人而異，因此療程也應個別化。舉例來說，A 患者在病情初期服用的藥物發揮作用，減少疾病活性度，也減緩關節損傷程度，相反地，B 患者對藥物不起反應，可能幾個月或幾年帶病在身。

❖ 常見的類風濕性關節炎藥物，主要混合使用非類固醇消炎藥和疾病調節抗風濕藥物。
雖然此一處方並非是根本性治療措施，不過能有效止痛消炎，也能減緩關節損傷程度，令關節機能好轉。

過度依賴未經醫院證實療效的民間療法，或口耳相傳的各種方式，實不可取。當覺得關節痛或是出現疲乏無力等精神狀態時，應靜養，進行冷熱敷，減輕病症的同時，也盡可能延緩病情惡化，遠離併發症的威脅，但此類生活療法一定要先和醫生商議，與醫院療程並行方能達到最大效用，這樣也可以避免錯信未經事實查證的偏差資訊，導致治療效果變差。

從「反正類風濕性關節炎是慢性病」、「聽說藥性很毒，長期服用，只有胃會壞掉」等坊間流言中，我們可以發現患者或一般人之間，有千百種關於類風濕性關節炎的錯誤資訊流竄。

我們必須清楚認知，類風濕性關節炎是一種不好好接受治療，就會造成自身關節損傷或破壞的疾病。特別強調類風濕性關節炎的早期與持續治療，這不僅關係到關節疾病，如前所述，類風濕性關節炎是侵害全身四肢的肌肉骨骼系統的發炎性疾病，也是一種自體免疫疾病，如不盡早及持續治療，炎症反應會侵害人體全身，代表性的現象有：眼睛或心臟積水，引發肺炎或胸膜炎等各種疾病。換言之，類風濕性

關節炎不只影響到關節，也可能誘發身體其他部位疾病。

　　令人遺憾的是，很多人會誤把上述症狀視為是其他疾病，接受錯誤的治療，因此為了及早發現主要疾病與某些疾病的關聯，並且防止重複治療，需跨科做多方會診。

　　面對疾病，我們要有最好的準備，最壞的打算，所以對所有相關療程，都要通盤了解，愈是需要長時間配合的治療，患者愈應信賴醫生，遵從醫囑，積極參與治療，才有希望全面康復。

### 廣為流傳的偏差資訊

1. 因為是不治之症，沒必要接受治療。
2. 消炎止痛藥只有止痛效果，沒必要吃。
3. 長期服用類風濕性關節炎治療藥物，胃會爛光光。
4. 類風濕性關節炎藥的藥性很毒，不能長久服用。
5. 當關節炎引發貧血現象時，一定要吃貧血藥。
6. 服用血液循環改善劑是有效的。
7. 要慎選飲食。
8. 一定要吃保健食品。
9. 靠民間療法也有可能徹底康復。

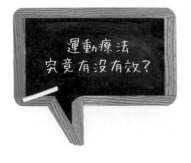

運動療法
究竟有沒有效？

「痛到不能動，到底該不該用受傷的關節勉強運動？」

類風濕性關節炎會引起劇烈疼痛的發炎反應，再加上被破壞的軟骨下端，或是弱化的周遭組織會使關節變形，還伴隨著關節僵直等各種妨礙日常生活的症狀。

因為上述理由，患者不知道該不該忍受劇痛，用受傷的關節行走，索性動也不動或是徹底放棄運動。

以 A 患者為例，年紀輕輕卻一拐一拐地走路，感覺很丟臉。A 在積極接受治療的同時也不忘運動，並且接受定期檢查，現在用肉眼看不出她走路有任何異狀。

相反地，B 患者卻因為劇痛而放棄行動，成天當個家裡蹲，甚至得了憂鬱症。想當然耳，這位患者至今仍接受著醫院療程。

這兩名患者的差異點是什麼？雖然兩人患了同樣的疾病，也去同一家醫院治療，差就差在有沒有積極尋找自己能做的事，以及克服疾病的方法。

## • 關於類風濕性關節炎治療藥的疑惑 •

世上每種藥都有副作用，但是愈晚開發的新藥物副作用會比過去的藥物少，加上醫生很清楚藥物會產生何種副作用，以及該如何處理藥物的副作用，藉由定期診察與檢查，確認藥物效果與傷害。

並非一定要使用眾所皆知的傷胃藥物「非類固醇消炎止痛藥」，或是會侵蝕骨頭的「類固醇類藥物」，整體用藥評估取決於：「抗風濕藥物」是否能有效控制關節炎。

● 抗風濕藥物：抗風濕藥物是關節炎療程中最重要的藥物。能有效遏制發炎反應，阻止關節損傷變形。抗風濕藥物療程通常需費時 1 至 3 個月才會有好轉反應。

● 非類固醇消炎止痛藥：是全世界最常用來止痛、消熱和促進炎症好轉的藥物。按個人腸胃功能或有不適，但近米已開發出能有效減輕腸胃不適的藥劑。在關節炎療程中，能有效減少發炎反應與減緩疼痛，但無法根治關節炎原因。雖然在相對短的時間內能減少發炎反應，如若吃藥時間過短，一停藥便會復發。此外，非膽固醇消炎止痛藥會遏制腎臟的鹽份排出量，為了把藥物的副作用降到最低，建議用藥期間患者要減少鹽份的攝取。

● 類固醇類藥物：快速見效，因為藥效快，常被當成消炎藥使用，不過長時間使用高劑量類固醇類藥物會導致脂肪組織變化，臉也會變圓，是以在沒有醫生指示下，應避免服用。

如果過度害怕藥物副作用而排斥藥物治療，反會加速類風濕性關節炎病情惡化，終究傷及膝蓋，如此一來，抗風濕藥物抗炎效果會變差，且會持續服用非類固醇消炎止痛藥或一般止痛藥以緩解疼痛。

舉 A 患者為例，一開始運動得忍受疼痛折磨直到慢慢熟悉，甚至曾想過如果痛到不像話就不運動了。A 患者表示在非常累又討厭運動的時候，會想想自己被病痛折磨到最難堪受辱的狀態。

一般關節痛起來，因為肌肉和血管是在輔助關節，不運動便會造成組織弱化，關節情況也會變得更糟，所以有助關節的運動療法必不可少。

從外在層面來看，運動對類風濕性關節炎患者也很重要。大多數患者與監護人，遇到人類最基本的身體活動——行走，遭到限制皆會感到痛苦，不只折磨患者的肉體，患者的精神也會飽受折磨而罹患憂鬱症，連帶監護人也受到影響。對類風濕性關節炎患者而言，會因為過去輕而易舉之事，突然辦不到的無力感和承受著疼痛的關係而罹患憂鬱症。

❖ 某一項實際調查結果指出，有 66.6% 的類風濕性關節炎患者罹患憂鬱症，還有約 22.9% 的患者有過自殺衝動。

運動療法能充分克服因類風濕性關節炎帶來的憂鬱症，最關鍵的是運動療法有助患者建立自信及信念，使患者相信自己能過上健康的生活。在一不小心就會變得漫長的療程，患者萌生放棄念頭時，服藥與運動並行能帶給患者心靈安穩。我們的身體能隨著心靈變弱，也能隨著心靈變強，所以說人體是相當神秘的。

❖ 如果是嚴重的類風濕性關節炎，必須考慮手術治療。手術大抵分成關節內視鏡手術和人工關節置換術等等。另外近來類風濕性關節炎也能像退化性關節炎一樣，利用幹細胞治療徹底根治。

 **重點概要**

無論是血液檢查或放射線檢查等，類風濕性關節炎患者的症狀與臨床病徵的綜合「診斷」決定權都在於醫生，患者只要抱以積極的意志力接受治療，就能獲得最大療效！

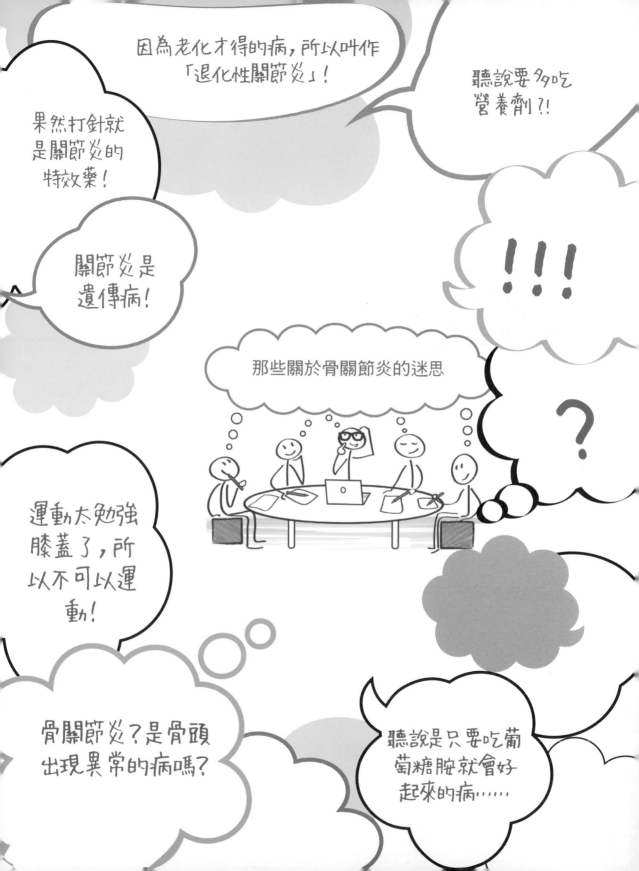

# 骨關節炎，真的只是老人疾病嗎？

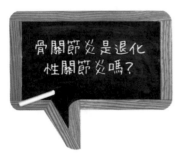

「骨關節炎是退化性關節炎，是老人病。」

大多數的人把「骨關節炎」和「退化性關節炎」混為一談。豈不是說年紀大的必得骨關節炎？事實並非如此。

骨關節炎的確是 65 歲以上人士的普遍關節炎疾病，但是不能斷言骨關節炎一定是老化所致。

❖ 骨關節炎是造成 65 歲以上人士身體疾病的常見原因之一，不過根據美國某項統計數據，醫生表示 20% 的 75 歲以上高齡者，他們的放射影像中並沒有觀察到骨關節炎病徵，因此不能稱之為退化性關節炎。

過去將骨關節炎視為年紀大的老化現象，因此稱為「退化性關節炎」，不過現在揭露了數個新的病因，故改稱「骨關節炎」。

換言之，「年紀（老化）」是造成骨關節炎的最大危險因子，不過同時還有關節外傷、肥胖、荷爾蒙異常等其他危險因子，所以不能一口咬定年紀大無條件會得骨關節炎。

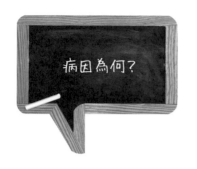

病因為何？

「包含年紀在內，骨關節炎的原因非常多，因人而異。」

　　骨關節炎的具體病因迄今未明，如前所言，骨關節炎的病因不僅有「年紀」，還有其他種種原因，像是肥胖、關節狀態、遺傳、荷爾蒙等等。病情和病徵也因人而異。

　　骨關節炎是保護關節的軟骨受到損傷，且構成關節的骨頭和韌帶依不同的退化情形而受損或發炎，造成疼痛的一種疾病。

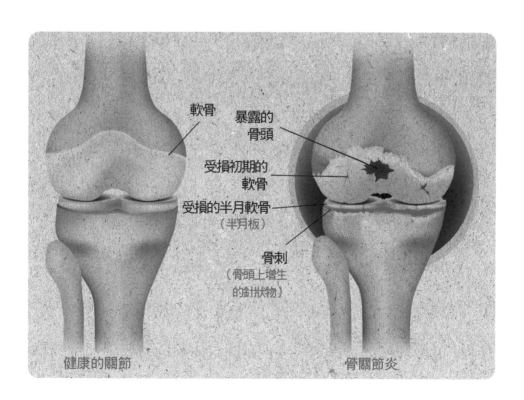

軟骨

暴露的
骨頭

受損初期的
軟骨

受損的半月軟骨
（半月板）

骨刺
（骨頭上增生
的針狀物）

健康的關節　　　　　　　　　　骨關節炎

無庸置疑，隨著年紀增長，我們的軟骨、骨頭和韌帶等的各關節部位會老化，使骨關節炎得病風險遽增。不過由於骨關節炎是一種關係到關節軟骨變化的疾病，因此還有其他會造成「物理負擔」的發病因子。

　　肥胖對關節與其他特定關節部位造成的負擔特別大，體重超重會形成關節和軟骨很大的負擔。在正常情況下，堅固又富有彈性的軟骨會覆蓋在關節兩側骨頭尾端，起到吸收外在衝擊的鋪墊作用，可是軟骨受傷時，將無法完全包覆骨頭，只能覆住骨頭表面與關節面，使得關節表面欠缺彈性。

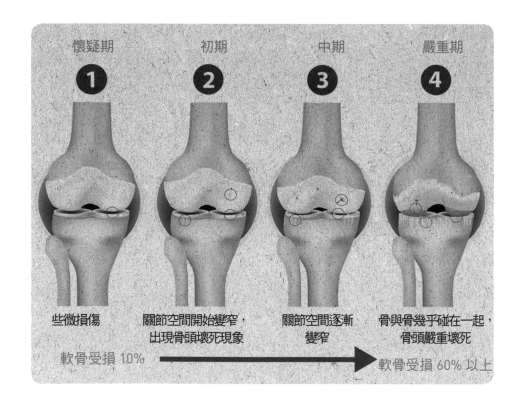

懷疑期　　初期　　中期　　嚴重期

1　　2　　3　　4

些微損傷　　關節空間開始變窄，出現骨頭壞死現象　　關節空間逐漸變窄　　骨與骨幾乎碰在一起，骨頭嚴重壞死

軟骨受損 10%　　　　　　　　　軟骨受損 60% 以上

### • 關於骨關節炎遺傳性的疑惑 •

　　骨關節炎是遺傳所致？骨關節炎不是遺傳疾病，但部分患者會出現家族史，也就是説，有些人會因為遺傳因素成為得病高危險群。

　　在最近施行的雙胞胎研究中，同卵雙胞胎的骨關節炎得病率高過異卵雙胞胎，明確揭示遺傳的關聯性。但涉及諸多遺傳因子，並不是大眾認知中的單一遺傳基因所致的「遺傳病」。全體中約有 20% 到 30% 的患者病因與基因有關。

　　總之，骨關節炎病因可以看成基因、代謝因素、生化因素、力學因素、關節狀態，與局部炎症等，相互作用後傷及軟骨關節。

　　此外，關節長時間在不自然的狀態下活動，像是關節部位外傷、過度使用關節、關節錯位等等，軟骨會裂開，造成骨關節炎。除此之外，嚴重衝擊，反覆的外傷、疾病、畸形和細菌性關節炎，與結核性關節炎等，也都可能是關節損傷原因。

- 出現發炎和疼痛的情況：軟骨逐漸壞損，關節柔軟部位消失。
- 關節構造變形的情況：軟骨壞損與反覆發炎，演變成慢性疾病。

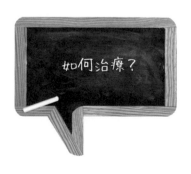

如何治療？

「站在正確理解骨關節炎的立場上，運動是預防骨關節炎惡化的最佳方法。」

　　首先如何診斷是否為「骨關節炎」？其實沒有特別診斷骨關節炎的方法，再者，有

時放射影像的診斷與病徵也未必完全吻合，通常醫生會考慮到患者年齡、過往病史、身體檢查，及放射影像等各種原因，再進行綜合判斷。

那麼該如何治療骨關節炎呢？骨關節炎的治療目的和類風濕性關節炎一樣：使關節「疼痛」好轉、預防關節的「損壞或變形」，以及盡可能減少關節的「機能損傷」。

醫生和患者之間偶爾會發生下述的小爭執。

「我很擔心長期服藥，也覺得很麻煩。」
「那麼您能忍得了痛嗎？我們不能放任關節壞掉。」

也會有這種狀況。

「為什麼骨關節炎要吃那些有礙健康的止痛藥？」
「疼痛現象若更嚴重會造成日常生活的不便，接受藥物治療，減輕疼痛會比較好。」

骨關節炎的藥物治療有可能演變成長期戰，而按照醫囑服藥能盡量減少疼痛妨礙日常生活。

當然有時藥物治療會與注射治療並行。最重要的是，一開始的病情診斷由醫生開出。另外，透過定期檢查而給予新診斷的人也是醫生。藥物治療、非藥物治療、手術治療也是由醫生決定。醫生的診斷是為了使病情好轉，所以患者不能任意更動醫生的治療方式。

❖ 非藥物治療方式如下：

- 關節運動。
- 膝關節周邊肌肉強化運動。
- 遵從醫囑的運動與物理治療項目。
- 使用輔助機器。

　　鍛鍊是減少骨關節炎加諸在關節的負擔，承受外在衝擊的首要之務。這也是為什麼單憑藥物治療是不夠的，必須與物理治療並行的原因。不過適合的物理療程內容，一樣得先徹底掌握患者個別狀況後才能決定，所以必須由醫生判斷。

　　儘管骨關節炎療程得長時間遵從醫囑，不過讓病情快速好轉的鍛鍊，或是其他方式，都需要患者和醫生攜手努力，因為個人意志與努力能改變療程的長短。

❖ 藥物治療與非藥物治療會透過「非手術治療」施行；幹細胞治療會透過「注射」或「關節內視鏡」施行。

 **重點概要**

在骨關節炎演變成軟骨損傷，進而造成骨與骨直接接觸之前，其病因不只是「年紀」，還有肥胖、關節狀態、遺傳，與荷爾蒙等，原因眾多。

# 關於退化性關節炎的疑惑

「每個人上了年紀都會得退化性關節炎嗎？」

眾所皆知，退化性關節炎是 50 歲以後常見疾病，事實上男性年齡大於 45 歲，女性年齡大於 55 歲者，都是退化性關節炎的好發年齡。

人們將受損的膝蓋軟骨稱為「退化性關節炎」早已行之有年。

❖ 「退化性關節炎」是一種軟骨受損至逐漸消失，且膝關節出現退化跡象的疾病。關節軟骨退化是初期病徵，隨著病情推進，會出現骨頭僵硬、關節周邊贅生骨增生及關節變形等各種症狀。

過去把「骨關節炎」稱為「退化性關節炎」的最大理由，是認為其主要成因是老化，外加中年與老年族群是其主要得病族群。

因為長期蜷坐，造成膝關節負擔大的韓國文化，人們沒有習慣善待膝蓋，所以在韓國退化性關節炎的患者人數特別多。如同要證明此事一樣，韓國 65 歲以上膝關節炎患者高達 7 至 8 成，屬於其常見疾病。

❖ 美國以 45 歲到 65 歲人士調查取樣，其中退化性關節炎患者不過 30%，而韓國以 55 歲以上人士為取樣的研究中，卻發現約 8 成取樣對象罹患了退化性關節炎，比美國多得多。尤其韓國幾乎所有 75 歲取樣對象皆為退化性關節炎患者，因此退化性關節炎成為韓國老年生活品質低落，明顯妨害老年人生活的主因。

因老化引起的退化性關節炎，除了好發於膝關節之外，也常發生在過度負重的髖關節與脊椎，或是使用頻率高的指關節，因此得病年齡逐年下降。

❖ 位於關節面最底端的軟骨因重複行動而受損變薄，進而引發軟骨週邊骨頭產生退行性變化。

「為什麼很難早期發現退化性膝關節炎？」退化性關節炎並不是一夕之間突然發生的疾病，多半是因為「軟骨」內的神經細胞消失造成損傷所致。起先痛感不明顯，病況不知不覺間緩慢發展，演變成癱軟無力的狀態，患者才意識到得病事實。

因此我們需要定期檢查以預防退化性關節炎，可是在膝蓋沒問題的時候，會去作定期檢查的人少之又少。

儘管退化性關節炎的主因是老化，但是我們必須清楚了解肥胖、關節外傷、週邊骨頭疾病、肌肉惡化、關節神經損傷等各種原因，也可能加速年輕人膝蓋老化。

不管從人體構造或位置上來看，膝蓋都是最容易受傷的關節部位。即便治療能令退化性關節炎有一定程度的好轉，復發率仍舊居高不下。

尤其肥胖是威脅膝關節的主因，體重每增加 5 公斤，膝蓋負重就會增加 3 倍，即承重 15 公斤，因此持續管理體重是減緩退化性關節炎病情惡化速度的方法之一。若是患者有嚴重肥胖或是關節受傷，可以透過醫院檢查確認是否有退化性關節炎，早期預防。

「我常聽人說退化性關節炎分成三個階段，分別有什麼症狀呢？」

　　退化性關節炎的初期症狀晨起時膝蓋緊繃僵硬感，這種現象會持續個 4 到 5 分鐘，然而其他大部分白天行動如常，因此退化性關節炎的早期症狀不明顯易被忽視，等到關節使用頻率增加，疼痛感愈來愈嚴重，關節附近愈來愈腫脹時才會發現得病。

❖ 從基本的放射線（X-ray）檢查可以看出正常膝關節的內外側關節間距是一致的。倘若得到退化性關節炎，內側關節間距會變窄，骨頭增生突起（骨刺），骨頭變得僵硬。

　　退化性關節炎的中期症狀是內側關節間距完全變窄，腿會歪向內側。等到關節炎末期時，內側膝關節嚴重受損，腳不僅歪向內側，甚至走路疼痛強度也會增加。

❖ 從確診為退化性關節炎患者的放射影像（X-ray）可看出，軟骨遭到破壞，骨與骨之間間距變窄，軟骨下面的骨頭因承受壓力而變硬。中期時軟骨磨損面變得殘破不堪或骨頭末端變得尖銳。
❖ 末期主要症狀是關節面會產生骨囊腫，囊腫附近會出現骨硬化症。

為了能正確診斷退化性關節炎的情況，醫生會針對患者看診時最常哭訴的膝蓋痛程度、膝蓋痛了多久，以及病情惡化原因等，提出相關問題，專心傾聽病史。

**● 關於感染性關節炎 vs 外傷性關節炎的疑惑 ●**

- **感染性關節炎**：是一種因細菌侵入關節腔──關節部位骨與骨之間形成的空間，感染內部血液造成的關節炎。細菌侵入造成關節發炎，並且破壞關節部位，有可能擴散到其他地方，所以需要緊急處理措施。這時為求徹底消滅細菌，主要會使用抗生素。
- **外傷性關節炎**：是一種因為運動或意外事故等外傷事件而引起關節腔發炎反應及疼痛現象的關節炎。外傷性關節炎的發炎反應讓原本只有 6 公釐的組織厚度變厚，同時炎症細胞分泌出的酵素破壞了關節，造成劇痛。此類炎症嚴重時會惡化成關節炎。

「為什麼退化性膝關節炎的患者大多是女性？」

　　據了解，其女性患者人數是男性患者的 3 倍。退化性膝關節炎更常發生在女性身上的原因，是因為女性要做家務，勞動到膝蓋的機會較多，施力在膝蓋上的動作也偏多。

其中，加速退化性膝關節炎的女性代表性生活習慣如下：

- 坐著手洗衣物。
- 跪在地上擦地板。
- 坐著收拾蔬菜或做菜。
- 逛市場提重物。
- 長時間維持相同姿勢。

尤其是更年期後的女性（男性是 65 歲之後）要格外留意以下動作：

- 坐了一段時間後起立時。
- 站了一段時間後走路時。
- 上樓梯或下樓梯時。
- 盤腿蜷坐時。

如果近日晚上或睡前覺得痛，並且症狀愈來愈嚴重，持續 2 周以上，有必要懷疑自己是不是得了退化性膝關節炎，盡早就醫。稍有不慎延誤就醫時機，造成疼痛加劇，關節面變形，有可能會變成內八字腿。

「在關節已經受損的情況下，有沒有任何根本療法？」

退化性膝關節炎的治療目標和其他關節炎無異，都是希望減輕或消除患者痛苦。在軟骨輕微損傷初期，使用運動療法或藥物治療都能有助病情好轉，但是進入中期之後，物理治療和藥物治療等各種療程必須雙管齊下。

在退化性關節炎初中期，安全的「幹細胞」治療可以成為復原損傷軟骨的根本療法。然而，末期患者除了接受人工關節置換手術外，別無選擇。把原生關節置換成人工關節的手術，是退化性關節炎患者治療的最後選擇。

所以說在膝關節疾病中，早期發現與治療同等重要。萬一動了人工關節手術，隨著人工關節壽命增加，必須持續進行緩解疼痛與快速復原的復健療程。

❖ 一般而言，60 歲以上的患者如果出現腳抖，或走路姿勢不自然，或出現骨頭碰撞聲，就得考慮進行人工關節手術。如果迫不得已得動手術，就要先了解人工關節手術的危險性和可能的併發症。另外，得考慮到人工關節不能永久使用，壽命約是 15 到 20 年，之後需要再次手術。

❖ 幹細胞療法與人工關節部分，會在第五章詳細介紹。

---

 **重點概要**

50 多歲的女性必須格外注意會使膝蓋增加負擔的生活習慣，也要培養對膝關節炎的警覺性。

# 健壯的骨頭和有彈性的肌肉
## 能預防關節炎

有一天，我從後方觀察到一位老人家身軀幾乎彎成 90 度，一手放在腰後，一手提著小包包，正好走在下坡上。我看著他辛苦行走的模樣，暗暗擔心他會不會跌倒，而我的視線在不知不覺間看向老人的「＜」形膝蓋，感覺有異狀。

每次看到這樣的人，更強化我要警告大家「關節炎和骨質疏鬆症有相互關係」，包括年輕人在內，哪怕早一年了解都好。

其實人們對關節炎產生關心時往往已處於熟齡，多數等到關節出現症狀才會領悟事態的嚴重性。那時候雖然努力照顧關節的保養，但大多已年過花甲。

老化到了一個階段，再來預防關節炎和骨質疏鬆症，能有多大的效果？如果真能懂得「預防」的實質意義，聰明的人至少從 45 歲左右起就得關心、管理關節炎和骨質疏鬆症。

雖然骨質疏鬆症和關節炎並無直接關係，但相互關係密切。因為有很多關節炎患者同時也是骨質疏鬆症患者。人人都有機會得到骨質疏鬆症，時值停經期的女性很有可能是骨質疏鬆症高危險群或已經罹病。

骨質疏鬆症不只會讓我們的骨頭弱化，容易骨折，也增加我們的關節炎得病的風險，所以就算早一年也好，年輕的時候注重關節保健是重中之重，希望各位能透過持續運動，好好鍛鍊身體肌肉。

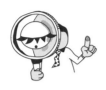

## 為了我的骨頭健康，深入了解「骨質疏鬆症」

　　骨質疏鬆症（Osteoporosis）是因為骨頭缺乏鈣質和膠原蛋白，骨質密度降低，骨骼弱化，發生骨折的風險變高。簡言之，「骨頭強度」變弱就易骨折。世界衛生組織（WHO）對骨質疏鬆症的定義為：骨密度低於健康年輕人的平均骨質密度 25%。

正常人的
骨頭

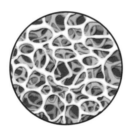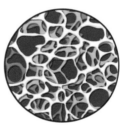

骨質疏鬆症
患者的骨頭

　　已經停經的女性和高齡者會因老化自然產生骨質疏鬆症，年輕族群也可能因某些疾病和藥物影響而得病。此外，成長荷爾蒙、甲狀腺荷爾蒙，與性荷爾蒙等，也會帶來影響。甲狀腺機能亢進症、副甲狀腺機能亢進症、慢性腎衰竭者，持續使用類固醇、血栓溶解劑者也會有危險。

尤其是停經。停經會減少女性荷爾蒙，5 到 10 年內骨頭急速惡化，雖然男性的骨質疏鬆症得病率較女性低，但隨著老化，腸內鈣吸收量降低，骨骼生成減少，男性也有機會得骨質疏鬆症。

## 需要檢查的狀況

以下是需要接受骨質密度例行檢查（測量骨量），預防骨質疏鬆症的對象：

1. 65 歲以上女性與 70 歲以上男性。
2. 屬於危險群的更年期停經女性和 50 歲到 69 歲男性。
3. 50 歲後有過骨折經驗的成人。
4. 體重過低、骨折過的人，使用高風險舒張藥劑的更年期女性。
5. 患有誘發骨質疏鬆症的疾病或是服用有此類可能的藥物。
6. 接受女性荷爾蒙療程卻中斷療程的停經女性。
7. 接受過骨質疏鬆症藥物治療的 65 歲以上女性以及 70 歲以上男性。

骨質疏鬆症會使骨強度弱化，在此狀態下，若發生摔傷等外在衝擊，骨頭就會斷裂，也就是俗稱的骨折。好發於下述幾種情形：看似沒有骨質疏鬆症症狀，卻在腕骨、脊椎、髖關節（大腿骨）骨折後才發現早已斷裂；有時脊椎並沒有狀況卻在檢查過程中偶然發現骨質疏

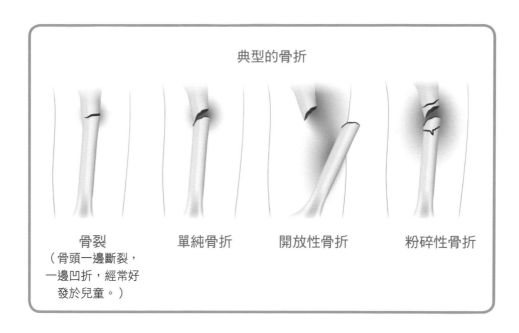

典型的骨折

骨裂
（骨頭一邊斷裂，
一邊凹折，經常好
發於兒童。）

單純骨折

開放性骨折

粉碎性骨折

鬆；摔倒用手撐地，手骨折後才發現。相較脊椎骨折好發年齡為 50 多歲，手腕骨折更常發生在年輕人身上。

正因為骨質疏鬆症患者的骨頭弱化，骨折是常見的骨質疏鬆症現象，所以務必要吸收足夠鈣質，以打造堅固的骨頭。年紀愈大，骨量流失愈多，所以愈早補充鈣質愈好。

成人一天的鈣質建議攝取量是 1000 到 2000 毫克，攝取進入體內99% 的鈣質會儲存在骨頭和牙齒內，通常骨量會在 30 多歲達到巔峰，之後逐漸流失。

更年期停經後的女性體內維持骨頭強度的女性荷爾蒙減少，骨質疏鬆症得病率也會上升，機率高到每 2 名 50 多歲的女性中就有 1 名患有骨質疏鬆症。因此，女性比男性患有骨質疏鬆症的機率多出 6 倍，但也不能就此說男性的骨質疏鬆症暴露風險較低。相較於女性，男性

有其他風險因子，例如因為老化造成腸內鈣吸收少，或服用藥物造成骨質疏鬆。

以下是世界衛生組織公布的骨折風險因子：

- 高齡引起的老化現象
- 更年期
- 吸菸與飲酒過量
- 營養嚴重不足
- 為減重鏟肉，極端的控制飲食（低身體質量指數）
- 父母有過大腿骨骨折病史
- 類風濕性關節炎
- 大腿骨骨密度低
- 有骨質疏鬆症骨折病史
- 長期服用減少骨密度的藥物

受到骨質疏鬆症而造成的骨折復發率會增加 2 倍到 10 倍，尤其針對脊椎骨更盛，在 5 名骨折患者中有 1 名會在 1 年內復發脊椎骨折，更叫人心情沉重的是，骨質疏鬆症骨折面臨的不只是後遺症問題，還有增加的死亡率。

骨頭更新周期約為 2 年，製造骨頭的細胞（造骨細胞）和破壞、吸收舊骨的細胞（破骨細胞）會進行交互作用。骨量的增減可說是取決於這兩種細胞。

## • 關於維他命 D 的疑惑 •

　　一般認知在戶外陽光下進行的運動比室內好，特別是整天待在室內的人必須刻意製造曬太陽的機會。這是因為透過皮膚形成的維他命 D 有助提高免疫力與骨密度。

　　其實光從食物很難攝取充分的人體必需之維生素、礦物質等。同理，單靠飲食或戶外活動也很難補充足夠的維他命 D。

　　因此 50 歲以上的成人每天需服用 800 到 1000 IU 的維他命 D 才能預防骨質疏鬆症。不過考慮到鈣質的人體吸收率，鈣質和維他命 D 要一起服用才行。建議鈣質每日攝取量為 1000 到 1200 毫克，維他命 D 每日攝取量則是 400 到 500 IU。

　　可是關節炎患者關節內部分泌的各種炎症介質，會抑制造骨細胞機能，也就是說，形成新骨的造骨細胞數量會少於破骨細胞，進而形成骨質疏鬆症。此外關節炎炎症介質會增加發炎部位的血流量，奪去周邊骨頭的鈣質和蛋白質，變成了骨質疏鬆症的病因。

　　藉由運動向骨頭施加適當的壓力與刺激，利於活躍骨頭生長，反之，運動量不足或身體活動量不足，會讓骨頭變得脆弱纖細。

關節炎患者舉手投足間都會引發嚴重的疼痛，造成行動不便。因為心中覺得是運動很勉強，或擔心過度激烈的動作造成關節炎惡化，所以逐漸減少活動量，其實這樣反而會讓骨質疏鬆症惡化。

請記住，最重要的是：關節炎治療一拖再拖，會讓骨質疏鬆症變得更嚴重。萬一得到關節炎或發生骨折後，發現骨質疏鬆症病徵，務必要和醫生商量，盡快接受治療。就算沒骨折卻透過骨密度檢查發現得了骨質疏鬆症，也得一面進行藥物治療，一面改善生活習慣。

改善生活習慣是遏止骨折風險因子的預防之道，其中，「運動」非但能使骨頭變得堅固，還能鍛鍊肌肉，減少摔倒或跌傷機率，是預防關節炎最簡單的方法。

 **重點概要**

在陽光燦爛的日子輕鬆散步，讓骨頭和肌肉都變得堅固結實，是預防關節炎，也是預防憂鬱症的好方法！

# 關節炎真的可以預防嗎？

專家們再三強調關節炎「預防最重要」，關節炎發作後持續接受醫院治療是必要的。在此之前，我們得先建立對關節炎的基本認知：「關節炎」是可預防的疾病。

關節炎是五大慢性病之一。所謂慢性病指的是持續 6 個月到 1 年以上的疾病，又被稱為「生活型態疾病」（Lifestyle Related Disease），或稱成人病。從這些稱謂，我們得知不良生活習慣對關節炎的影響有多大。反之，只要養成良好生活習慣就能有效預防關節炎。過去癌症曾被劃分為慢性病，但近來與受到生活習慣影響的高血壓、糖尿病等疾病，歸類到不同範疇。

接著，我會更進一步說明何謂養成良好的生活習慣，就能有效預防關節炎。嚴格來說，與其說是「預防」關節炎，不如說是為了能長久使用關節，對關節進行保護及維持「管理」更適當。那麼要如何「保護關節」呢？

實際上電視健康節目、新聞、網路等許多媒體屢屢提及「關節炎預防與保健生活守則」，只要稍微關心，獲得相關資訊易如反掌。重要的是，如何分辨哪些資訊與我健康相關。常見的「關節炎預防生活守則」中，希望各位務必身體力行的，有以下幾種：

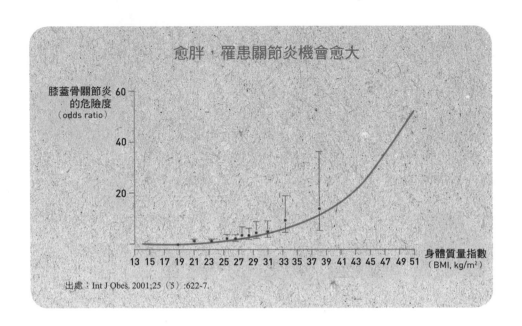

避免肥胖

　　重度肥胖女性的關節炎得病風險是正常體重及體重過重的人的 4 倍，男性則是 4.8 倍，由此可知，肥胖是關節炎病因與惡化的重要風險因子。此外，減輕 5 公斤的肥胖人士獲得關節炎風險是不減重的一半。

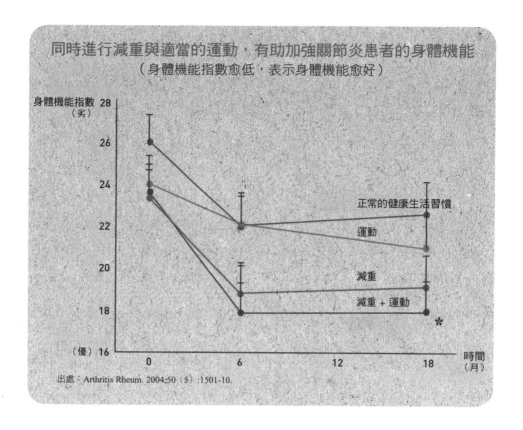

同時進行減重與適當的運動，有助加強關節炎患者的身體機能
（身體機能指數愈低，表示身體機能愈好）

身體機能指數（劣）

正常的健康生活習慣

運動

減重

減重 + 運動

\*

時間（月）

（優）

出處：Arthritis Rheum. 2004;50（5）:1501-10.

## 不造成關節負擔，保持適當運動量

　　長時間維持固定姿勢，不利於關節。必須找到適合自己的運動，並持之以恆，提升身體機能，進而打造出健康的骨頭和關節。如果因勉強運動，讓關節產生炎症或受傷，必須馬上就醫治療。治療期間暫停運動有助療效，且能加快痊癒速度。

Chapter 2　對於關節炎的理解及診斷

95

## 菸酒百害無益，禁菸節酒吧

　　吸菸者患有類風濕性關節炎的可能性是非吸菸者的 2 倍以上，甚至禁菸 10 年以上才能降低類風濕性關節炎患病風險。還有，天天飲酒過量與用餐時喜愛小酌，不但會讓炎症變嚴重，更會加速惡化。菸酒是癌症和五大慢性病的主要危險因素，所以改善日常生活習慣實乃迫切要務。

　　附帶一提，要避免一些會傷膝蓋的生活習慣，像是提重物、蜷坐及跪擦地板等會傷及膝蓋，也不要養成長期跪坐習慣。

　　常聽人說爬山傷膝蓋不好，但這點因人、因狀況而異。像我本人喜歡山，所以常常去登山。長時間登山鍛鍊下來的兩腿肌肉反而有利於膝關節。

　　最重要的是，身體會優先記住運動量。雖說過猶不及，但是正確且適合的運動絕對對關節健康助益良多。

 **重點概要**

「預防」關節炎的意思是，為了能長久使用膝蓋而善加「管理」之。

## • 關於其他炎症：痛風關節炎的疑惑 •

破壞關節的最大主因是：人老退化與炎症，因此關節炎可分為老化造成的「退化性關節炎」和炎症引發的急性或慢性關節炎。急性關節炎的代表是類風濕性關節炎，而慢性關節炎的代表則是痛風性關節炎。

痛風性關節炎與類風濕性關節炎一樣，會產生劇烈疼痛，且是 40 歲到 50 歲的病患常見疾病，48.2% 的 40 至 50 歲患者患有痛風性關節炎，這是由於酒精、飽和性脂肪和動物性蛋白質攝取過量所致。然而，近來飲食生活起了變化，導致發病年齡段提前到 20 多歲到 30 多歲，加上高血壓、肥胖、高血脂症、動脈硬化、糖尿病等，都是痛風常見的併發症，作好健康管理非常重要。

- 原因：主因是「尿酸的攻擊」。由於人體代謝異常，分泌過多尿酸（人體代謝攝取的飲食後的殘留物之一）。也就是說，尿酸結晶體黏附血液組織內，累積在關節或各種組織內，積累的尿酸結晶引發關節滑膜炎症。

- 症狀：跟類風濕性關節炎不同，通常一次僅發生在一處關節，像是腳拇指、膝蓋、腳踝、腳背、手、手腕及手肘等。通常某個關節部位突然痛腫，約一週後又好轉。此外，急性痛風發作卻無臨床症狀，所以沒能就醫治療，這種情況經過數年，多處關節會產生慢性痛風。要是三更半夜在睡夢中被痛醒，關節部位又紅又腫，且異常疼痛，可合理懷疑是不是罹患痛風性關節炎。

- 預防：避免高蛋白飲食與飲酒過量；積極控制體重，小心肥胖；多喝水幫助尿酸排泄；過度運動會造成脫水，促進尿酸生成，需維持適合的運動量。

- 治療：早期使用能促進小便尿酸排泄的藥物治療與食療。如若嚴重到關節不堪使用，則得考慮是否進行關節置換術。如果發現以上症狀應及早就醫診治，40 歲之後定期檢查為佳。

**問答錦囊：**
**40歲以上的女性常見疑問，**
**　　　　　　　關節炎Q&A**

**Q** 我是51歲的家庭主婦。每逢陰、雨天，我的手腕、腰、膝蓋和肩膀，許多關節部位都會痛，請問我得了關節炎嗎？

**A** 陰天或雨天時，大氣壓力會產生改變。而人體關節周遭的微小神經，會受到氣壓變化的細微影響。不只是有過骨折經驗的人和關節炎患者，就連部分沒得過關節病的人也會因天氣變壞而感覺疼痛。

　　這種時候，拿溫水浸泡過的毛巾敷在疼痛部位，多少能緩解症狀，但如本身有關節炎危險因子或疼痛持續不減，最好去接受醫生診治。

**Q** 我是73歲的銀髮族，雖然年紀大，但是平常有運動習慣，膝蓋也會貼溫熱貼布。某一天登山下山不幸手腕骨折，之後更加注重飲食。不久前，我看到電視節目說把鯤魚當成零食，少量吃對身體好，所以每天都有實踐。我很好奇這是不是有效的方法？

鯷魚是有助攝取鈣質的食物沒錯，不過有報導指出鯷魚本身鹽份高，會降低腸胃對於鯷魚本身的鈣質攝取吸收率。還有，光靠吃鯷魚不足以補充一日所需鈣量，所以建議服用鈣質營養品。一定要和維他命 D 一起服用，才能有效幫助鈣質吸收。

從有過手腕骨折經驗看來，存在骨質疏鬆症的風險。如果正在服用骨質疏鬆症藥物或是必須服用的情況，搭配鈣質和維他命 D 營養品一起服用會更好。因為治療骨質疏鬆症的藥物是來幫助骨頭支撐，而骨頭所需的原料正是鈣質。

**Q** 我是 44 歲的女性。最近有抽菸習慣的 49 歲老公判斷出有類風濕性關節炎。雖然知道香煙不好，可是很難戒。香煙對類風濕性關節炎有多大危害呢？

**A** 吸菸絕對有害類風濕性關節炎患者。不僅如此，有報告指出，如果家中有人抽菸，就算現在不是類風濕性關節炎患者，罹病相對機率也會升高。也有其他研究結果表明，吸菸人士得到類風濕性關節炎的機率顯著較高，還會招致關節變形。

類風濕性關節炎是一種減損人體內免疫細胞正常機能的免疫疾病。報告顯示吸菸有礙免疫系統，也會增加免疫性疾病——類風濕性關節炎得病機率。據知，如果類風濕性關節炎患者不徹底接受治療，持續吸菸，則心血管或腦血管疾病死亡率是不吸菸患者的 2 倍，因此吸菸有害類風溼性關節炎。

**Q** 我是 48 歲的職業婦女。最近深刻感受到更年期離我不遠了，有點害怕。可能是因為這樣，所以特別關心停經期後的解決對策，像是能提升女性荷爾蒙的食物等等。我尤其擔心骨質疏鬆症，該怎麼準備才好呢？

**A** 有種測量骨密度的骨質疏鬆症檢查，雖說骨密度檢查是 65 歲以上女性一定要接受的檢查項目，不過就算未滿 65 歲，提前接受檢查也比毫無頭緒地擔心好，骨質疏鬆症事前檢查是停經後檢查的希望項目。

骨密度檢查不需要特別的準備，檢查一次就夠了，時間大概需要 3 到 5 分鐘。

如果判定為骨質疏鬆症，遵從醫生處方，進行藥物治療。建議 1 年進行 1 次骨密度定期檢查。

**Q** 我是 63 歲的類風濕性關節炎患者，希望能介紹一些有益關節炎的食物。

**A** 關節炎患者最常見的提問就是：「什麼食物對關節炎好？」在許多的電視節目與媒體都經常介紹，不過目前欠缺具體證據證明哪些特定食物有助於關節炎，優先之務是關節炎治療。

當然，我充分理解尋找有效的生活療法的迫切心情，但是我很難說哪種食物具有良好的作用。雖然沒有特定食物會引發類濕性關節炎，至今卻也沒有發現有助治療的食物。

不過可以依靠生活習慣的養成，避免攝取會造成炎症惡化的食物，還有注重均衡飲食。均衡飲食有助健康，無人不曉，不過大多數人未能實踐力行，與其依賴特定飲食，不如維持飲食的均衡，更能夠有真正的幫助。

**Q** 我現在 58 歲，雖然沒有關節炎或骨質疏鬆症，不過看著 87 歲的娘家媽媽，不免憂心起我的未來。媽媽有類風濕性關節炎，現在總是彎著腰，還曾經骨折過。請問關節炎會遺傳嗎？

**A** 無法斷言「關節炎會遺傳」，不過根據研究結果，雖說老化和肥胖是退化性關節炎的主因，但遺傳對類風溼性關節炎或痛風性關節炎的影響更大。

20%-30% 的關節炎患者的病因和遺傳基因有關，由此可見，家族史雖是部分關節炎患者得病原因，不過沒那麼大的影響，20 多歲至 30 多歲的關節炎患者比起遺傳基因，與不良生活習慣的關係更大。

因為運動量不足、菸癮太大，及過多壓力弱化了支持關節的肌肉與韌帶，所以突然運動超量也很可能對肌肉與韌帶等部位造成衝擊。

**Q** 我現在 55 歲，早上起床常常發現手很腫，如果前一天做了很多家事，會腫得更嚴重。這是類風濕性關節炎嗎？

**A** 光就目前的敘述，不能肯定就是類風濕性關節炎，卻也不能否認其可能性。

類風濕性關節炎的特徵是有左右對稱痛感，還需要確認其他關節是否有相同症狀。

得到類風濕性關節炎至少要接受長達 1 年的治療，病情才會好轉，所以先了解初期症狀會有所幫助。如果手腳關節腫痛，早上關節有僵硬感，難以伸直，且持續 1 小時以上，就必須觀察後續狀況。同時伴隨疲倦或全身發熱時，要盡快就醫檢查。如果手部浮腫會隨時間消失，那可能只是單純的關節炎。

雖說對任何疾病過度敏感並不是好事，若能掌握幾種早期症狀，就能快速應對治療，獲得好的結果。

**Q** 我今年 67 歲，每次膝關節痛的時候都要去打針，聽說經常接受關節藥物注射反而有害無益，是真的嗎？

**A** 關節藥物注射是關節炎復發偶爾會採用的治療法。因為能讓病情暫時好轉，很多人本著緩解疼痛的目的接受藥物治療，確為事實。

關節藥物注射分成類固醇與玻尿酸兩種。當關節內發炎、劇痛時，會以類固醇注射為主，可是同一部位太常注射類固醇會破壞關節，並且帶來骨頭壞死等各種後遺症，相對而言，注射玻尿酸緩解症狀比較安全，但不是人人都有效，必須按醫生判斷而定。

關節藥物注射的主要目的是平復關節內發炎反應，不過藥物自然地被血液吸收，需要一定時間，有可能會影響到全身。

所以不斷地注射藥物，不只有害關節組織，也有害其他組織。1 年內 3 到 4 次的藥物注射，就足以預防被注射的關節部位變形，減少發炎反

應，的確能大大緩解症狀。

若能徹底遵從主治醫師的判斷，接受藥物注射，會是不錯的治療方法，但必須有清楚認知：如果是以單純緩解疼痛而濫用或過度依賴藥物，很有可能因此耽誤最佳治療良機。

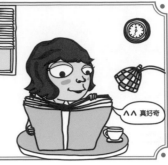

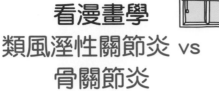

# 看漫畫學
# 類風溼性關節炎 vs
# 骨關節炎

^^ 真好奇

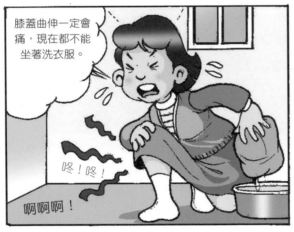

膝蓋曲伸一定會痛，現在都不能坐著洗衣服。

咚！咚！

啊啊啊！

該去醫院嗎？這樣下去沒關係吧……

在關節炎變成慢性疾病前，如果不盡快治療，會造成致命後果，改變未來人生。

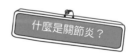
什麼是關節炎？

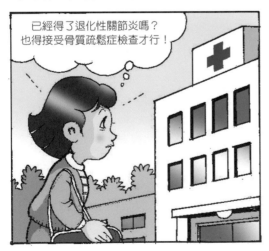

已經得了退化性關節炎嗎？也得接受骨質疏鬆症檢查才行！

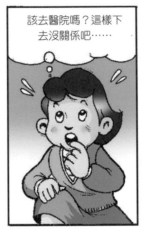

關節部位發炎有各式各樣的原因，也就是説圍繞關節與關節之間的組織有損傷或破裂狀態。

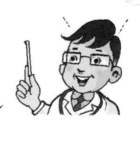

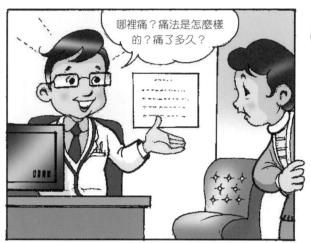

最常見的關節炎有屬於退化性膝關節炎的「骨關節炎」和屬於自體免疫疾病的「類風溼性關節炎」。

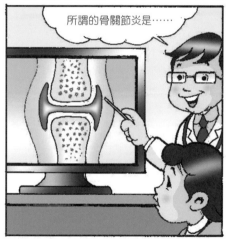

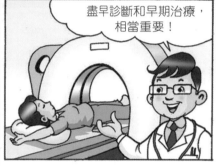

骨質疏鬆症與關節炎密切相關，許多關節炎患者同時患有骨質疏鬆症。

過去認為骨關節炎是年紀增長造成的「老化」現象，被稱為「退化性關節炎」。除此之外，又揭發了各種原因，現今總稱為「骨關節炎」，取代退化性關節炎的稱呼。

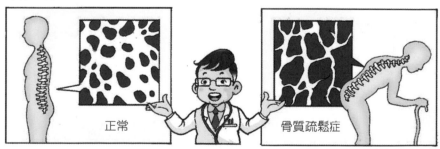

正常　　　　　骨質疏鬆症

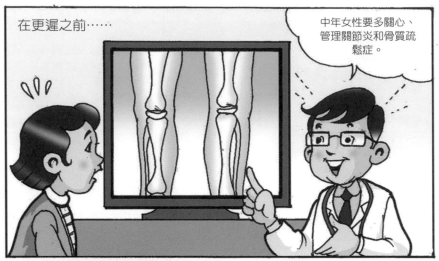

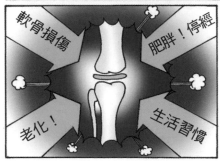

骨關節炎是保護關節的軟骨受傷，或因年紀、外來衝擊、生活習慣，及更年期等原因造成的退行性疾病。

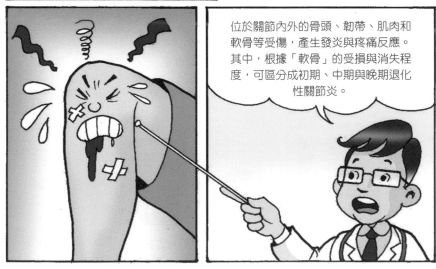

位於關節內外的骨頭、韌帶、肌肉和軟骨等受傷，產生發炎與疼痛反應。其中，根據「軟骨」的受損與消失程度，可區分成初期、中期與晚期退化性關節炎。

既然如此，
什麼是類風濕性關節炎？
是一種因「自我免疫疾病」
引發的慢性炎症。
所謂的「自我免疫疾病」是
我體內的免疫系統出現異常，
錯認我體內細胞成外來細胞，
發動攻擊。

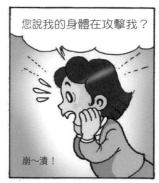

您說我的身體在攻擊我？

崩～潰！

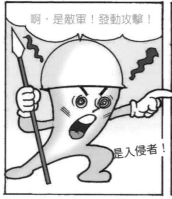

啊，是敵軍！發動攻擊！

是入侵者！

友軍？敵軍？
唉呦，
不管了～！

攻擊

我的身體

啊！

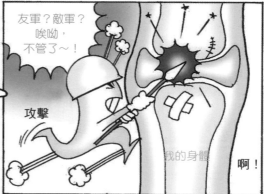

是把我身體正常組織誤判成外部入侵者，加以攻擊的疾病。

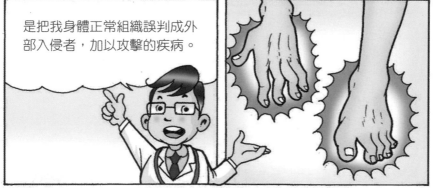

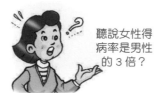

聽說女性得病率是男性的３倍？

類風溼性關節炎會造成小關節部位，像是手腳關節的對稱滑膜炎，甚至周邊軟骨和骨頭會發炎，破壞關節，造成骨頭變形。

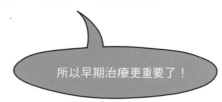

所以早期治療更重要了！

Chapter 2　對於關節炎的理解及診斷

考慮到膝關節疾病的早期根本治療，選擇醫院科別便十分重要，

但是對我們來說，對選擇醫院科別是一件陌生的事情，

尤其是不到 40 歲的人絕對不會關心骨科關節。

這是因為許多人把「關節炎」當成是上了年紀才會發生的「老人病」。

慢慢閱讀本書會發現「膝關節疾病」沒有特定發病年齡，

以膝關節疾病的特性上而言，「根本治療」是最重要的。

即便事實如此，驚人的是在治療「疼痛」的醫院中，

大多數的人只接受暫時性治療。

在本章中，希望幫助不清楚「膝關節疾病」，

經歷「選錯醫院科別」的讀者們，能克服錯誤，從而作出正確選擇。

這種「醫院指南方針」同樣適用於其他疾病。

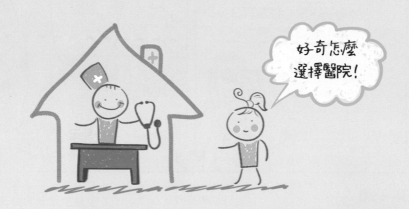

好奇怎麼
選擇醫院！

## Chapter 3

# 專為膝蓋
# 書寫的
# 醫院指南

# 治療膝關節炎的醫院指南

「關節病」骨頭或關節疼痛現象愈嚴重，且成因不明的患者愈煩惱該怎麼選醫院。相較感冒之類的常見疾病，或癌症之類的重大疾病，關節病的醫院選擇更易讓人感覺混亂。

針對關節病調查的實際資料指出，患者是否滿意，抑或是有過選擇錯誤的經驗，兩者的治療成效有著鮮明的對比。以膝關節炎的病理特性來說，早期發現以及根本治療是膝關節炎最重要的原則，若僅著重於「疼痛」控制，造成後期病情惡化成退化性關節炎末期的案例出乎意外之多。

人們會困惑該如何選擇醫院，皆因對關節病細節、步驟和療程等的全面理解少於感冒之類的普通疾病。代表性案例之一是「醫療可近性」。大多數關節炎患者偏好去「離家近」的骨科或疼痛專門診所。

疼痛使多數民眾將醫療可近性列為選醫院所優先考慮因素。痛得難以忍受，或是有著僥倖心態，認為自己不會罹患重大疾病，所以更常去就醫便利性高，離家近的醫院。大部分病患不見棺材不掉淚，非得

病重，才願意去較遠的大醫院就醫。

　　先不管「疼痛」的頻率，不管怎麼說，第一次就醫先考慮離家近的醫院實屬人之常情，哪怕不是膝蓋疾病，其他疾病也一樣。不過透過這本書，各位了解到膝蓋「疼痛」不容輕忽，絕對不能無條件地把離家近的醫院列為首選。

　　遺憾的是，許多人對膝關節炎根本治療的認知不足，把焦點放在治療「疼痛」，以致錯失了選擇醫院的重點。如此一來，很有可能增加選擇治療膝關節醫院的難度。

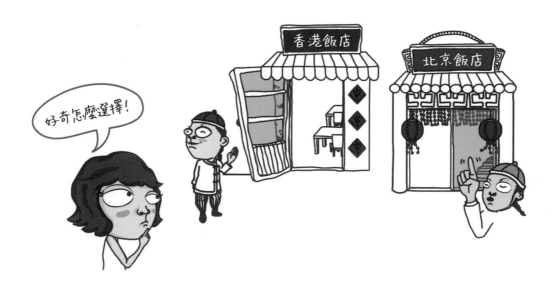

首先，選關節炎醫院不能用選感冒就診醫院的標準——把重點放在緩解症狀上。也就是說，把緩解疼痛視為主要目標，不過是治標不治本，最後只會演變為退化性關節炎，或迎來軟骨幾乎消失的關節炎末期。

因此考慮到根治關節炎，不能選擇以「緩解疼痛」為主的醫院，選錯醫院彷彿扣錯第一顆鈕扣，變成在各家醫院之間往返奔波的愚蠢行為。我們必須制定自己的醫院選擇標準。如果懂得重視根本治療的重要性，不用任何具體理由也絕不會衝動盲選醫院。

## 不明原因的疼痛，「至少要找能作基本檢查的醫院」

隨著個人喜好，醫院選擇標準也各有不同，有的人會比較身邊人或網路的評價再作選擇，有的人會優先考慮便利性高及離家近的醫院。不過，無論是身邊人評價，或醫療可近性，或便利性等，都只是附加因素。

當遇到不明原因的疼痛，或是作出特定姿勢就會痛，又或者是疼痛時有時無，反反覆覆，醫院優先考慮要素應是：能否進行「基本檢查」。由於膝關節炎的特性，放射線和超音波檢查會是醫生診斷的重要依據，所以能作這些檢查的醫院是選擇醫院的最低門檻。

## 產生上述膝蓋痛的症狀時的醫院選擇指南

### 第一階段

掌握我的膝蓋症狀，確認疼痛症狀、疼痛反覆程度及膝蓋關節炎危險因子。

*膝關節炎的症狀及危險因子請參考第一章及第二章。

### 第二階段

按照症狀與危險因子找尋能進行放射線（X-ray）和超音波檢查的醫院。這時候，不管是考慮醫療可近性也好，或是能進行核磁共振檢查也好，總之要找臨床經驗豐富的醫生為佳。

### 第三階段

遵從醫生建議，找有軟骨再生療程與核磁共振（MRI）檢查的醫院是最重要的。

 重點概要

不論是哪一種疾病，「症狀 → 檢查 → 診斷 → 治療」是最基本的醫療過程。膝關節炎的早期與根本治療非常重要，所以要選能進行基本檢查的醫院！

# 不被「專業」迷惑，
## 必須了解的「兩種安全措施」

　　每一家醫院都會盡其所能宣傳自家醫院的醫療設施與服務。站在患者的立場來說，醫院宣傳內容也有助患者作選擇，不過關鍵在於：院方是否如實宣傳。

　　近來選醫院最先作的行動就是透過網路搜尋，對院方來說網路宣傳也變得非常重要，網路可算得上是連接醫院和患者的窗口。因此，入口網站是否有好好執行醫院宣傳標準與審查制度也成了關鍵。

　　我們之所以會選錯診所醫院，正是因為網路資訊氾濫，又不謹慎篩選資訊真實性，代表案例就是：網友不分你我把「專業」掛在嘴邊，患者一時迷惑錯選了診所醫院，一旦如此，患者就必須自行承擔因不實的宣傳而蒙受的損失。

　　撇去這一類的損失，事先知道以下兩件事，有助找出我需要且值得信賴的醫院。站在國家立場來說，下述制度可以看成是替逐漸進化的宣傳影響力打響警鐘，也是盡全力保證患者們能享有醫療技術、服務及醫療團隊的專業能力。

## 參考「保健福祉部指定的專業醫院」就診

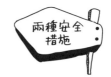

在韓國，了解保健福祉部專業醫院指定制，有助患者選出對的醫院。「專業醫院指定制」指的是，在醫院級醫療機關中遴選出能提供特定疾病或高度專業化分科醫療服務的制度。

❖ 「專業醫院指定制」是經保健福祉部指定，能進行特定疾病與醫療分科高度專業化的醫療行為，可使用「專業醫院」稱謂的醫院級醫療機關。目前「專業醫院」的指定領域有：關節、腦血管、大腸肛門、手指接合、心臟、酒精、乳房、脊椎、中風、脊椎疾病等 11 種；診治科別分為婦產科、小兒青少年科、神經科、神經外科、眼科、外科、耳鼻喉科、復健醫學科，及骨科等 9 種。

在這種制度下，保健福祉部的嚴格審查能提高患者對於醫院某種程度的信賴度。也就是說，對專業化醫療團隊、特定醫療系統，與醫生能否進行高難度特定疾病的醫療診治，透過「資格制」進行「指定」。

這是防止患者一不小心變成醫院不實宣傳受害者而準備的安全設施。

❖ 韓國從 2011 年開始推行的「專業醫院指定制」，於每年 3 月重新指定醫院。

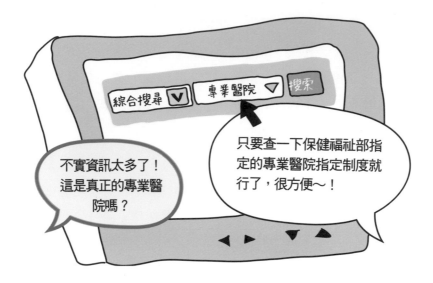

其實一般人不清楚什麼是「專業醫院指定制」，不過自從有了「專業醫院指定制」，某種程度改善了綜合醫院大量收治患者的就診不均狀態及醫療費用，也得到正面評價，或多或少證明了患者能找到適合自己疾病的醫院。

韓國保健福祉部計畫日後繼續強化與完善專業醫院指定標準。另外也會強化審核被指定的專業醫院後續醫療行為是否符合標準。

❖ 雖然在 2017 年以前被指定為專業醫院，就能獲得 3 年有效資格。不過在 2017 年之後，即便被指定為專業醫院，若被發現事後管理品質變差，會被立即取消資格。另外，被指定的專業醫院每 3 年需接受評價，獲得重新指定，才能保留專業醫院資格。

比以往更加專業化的醫療環境，更趨合理的醫療費用，使我們得以展望未來。患者享受的醫療服務也確實日益進步著。

不過從患者立場來看，要在無數治療關節與脊椎醫院中找出適合自己的醫院並不容易，特別是盲目提供宣傳與廣告資訊的入口網站，更是增加患者找到好醫院的難度。

❖ 入口網站應該徹底管制搜尋醫院廣告在關鍵字與連接中使用「專業醫院」的單字。即便辦到了以上此點，部落格或論壇等地方使用的「專業」、「專業醫院」一類的詞彙仍有在入口網站上曝光之疑慮。

實際上，按照醫療廣告審查規定，醫院不能在醫療廣告中使用「專業」、「專業化」、「一流」之類的表達詞彙，醫院想使用「專業醫院」、「專業」的單詞，須經政府機關許可。

以下是應用保健福祉部認可的「專業醫院指定制」為基礎，幫助各位找到適合的醫院的指南，供各位參考：

## 不被入口網站迷惑的「專業醫院」參考指南

- 不要被入口網站氾濫的中小型專門診所的非法廣告迷惑。實際上，在韓國入口網站不能隨意使用「專業醫院」、「專業」一類的用字。
- 絕對不要無條件盲信在入口網站搜索到的「○○專業」、「○○專業醫院」。
- 需按照程序，先行確認保健福祉部指定的專業醫院醫療團隊與醫療系統。最方便的方式是確認有無保健福祉部給予的「專業

醫院指定標章」。

- 保健福祉部指定的專業醫院有分年度，要
  確認是不是現年度的指定醫院。

  ＊認證標章上會標出指定「年度」。

- 確認從入口網站搜索到的醫院廣告是不是
  真正的「保健福祉部指定專業醫院」，可從大韓專業醫院協會
  官網（http:// 大韓專業醫院協會 .com）找出依照疾病、依照治
  療項目的專業醫院，以及韓方專業醫院等。

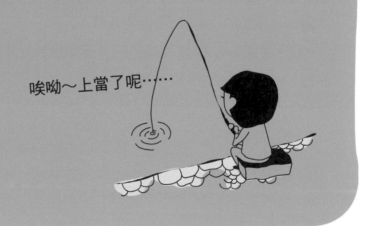

唉呦～上當了呢……

## 治療及手術，找保健福祉部「認證」的醫療機關吧

兩種安全措施

除了清楚保健福祉專業醫院指定制，患者也該了解「醫療機關認證制」，有助於選擇符合治療、手術到療養理想條件的醫院。

韓國「醫療機關認證制」是為了管理醫院級以上的醫療機關能提供優良醫療內容、服務及提升患者安全水準，以助增進或維持患者健康的醫院制度。此制度以所有醫療機關為對象，由政府機關嚴格把關認證，認證後會追蹤調查，密切管理。

「醫療機關認證制」和相對評價排名法不同。做法是透過政府機關相關單位的追蹤調查，對符合認證條件的醫療診所進行絕對評價。換言之，醫院必須達成公佈的各類「認證」標準，是非常嚴苛的審查過程。

❖ 在韓國，若醫院冒名「認證」，法定刑期為一年以下徒刑與五百萬元以下罰金。

❖ 在「醫療機關評價認證院」官網（www.koiha.kr）公佈醫療機關認證結果。

❖ 在認證標章上會標出認證「期間」。

韓國的「醫療機關認證制」是一套證明該醫院具備安全與高水準醫療服務的制度，最重要的是，在眾多醫療機關中，經過政府機關審查證明有信賴度、安全性與良好醫療品質的醫院，能作為我們選擇醫院時的標準。

　　這兩種制度的好處是，院方為了獲得「專業醫院指定」和「醫療機關認證」，會更重視自我發展，最終，醫院一切努力的最大受益者將會是患者。

 **重點概要**

不能讓與事實不符的廣告誇大內容成為選擇醫院的標準！

# 膝蓋痛的時候，
## 該去哪裡進行第一次治療？

第一次就醫時該找哪位醫生，完全取決於患者的選擇。一般來說，在韓國車禍或其他外傷造成的骨折與韌帶損傷，或是外傷撞擊，或是運動造成的軟骨受損，會先去「骨科」接受治療。包含膝蓋在內，全身上下關節和肌肉出現不明原因的疼痛，也會優先選擇到骨科或疼痛專門診所。

不過選對看病科別是最有效提高診斷的準確性與治療效果的方法。實際上，一般人身體不舒服的時候，很難正確分辨病狀，從而選擇適當的科別。因此有時會碰到需要轉科的情況，不過韓國肌肉骨骼方面的疾病，十之八九會到骨科初診。

但肌肉骨骼相關疾病往往需要進行基本的放射線檢查，所以起碼要找間能作放射線（X-ray）檢查的醫院，一些離家近的診所因為無法進行放射線檢查，就需要考慮放棄。

❖ 第一次就診的膝關節診療科別指南（依照韓國醫院科別）

骨關節炎和退化性關節炎：骨科、風濕內科

類風溼性關節炎：風濕內科、神經外科、骨科

疼痛症狀：骨科、神經外科、風濕內科

膝關節疾病：骨科

骨折及外傷：骨科


　　猜測是關節疾病時，能諮詢疼痛等症狀的科別有：骨科、風濕內科、神經外科、復健醫學科、疼痛醫學科、家庭醫學科等等，因為能診治肌肉骨骼方面疾病的科別實在太多，反而造成患者的迷惑。

　　首先「骨科」專業醫生能診斷骨頭、肌肉與關節部位的疾病，也是執刀動手術的重要角色。不過韓國骨科專業醫生按人體部位分為許多不同的專業，要根據疼痛部位選擇主治醫生。

　　初診造訪骨科時，先確定應該找哪一科的專業醫生會更好。規模愈小的個人醫院，愈需要事前調查清楚專業分科，減少日後轉院的麻煩。還有去到什麼科別都有的醫院時，可以先諮詢掛號窗口。

　　「風濕內科」專業醫生主要治療自體免疫造成的人體疾病。「自體免疫疾病」是病毒侵略肌肉骨頭部位，像是骨頭、關節、肌肉、血管，與韌帶，導致疼痛或發炎，所以會一併治療肌肉骨頭類的疾病。

　　如果沒有特別事故，或是無外傷症狀，患者哭訴特定部位又腫又痛，就需要非常專業的診斷。也就是說，醫生見解非常重要，考慮到日後治療，找到能進行深入檢查的醫院較好。此外，找一間同時有風濕內科和骨科專業醫生的醫院，當不能再進行關節注射或其他藥物治療時，能更快轉為手術治療。

　　「復健醫學科」專業醫生主要負責術後復健與非手術的物理治療。另外，「疼痛醫學科」是注射等藥物治療的支點，通常能有效幫助門

診專業醫生的保守療法，或是暫時緩解疼痛，但首重根本治療與手術療法的疾病，像是膝關節炎，便不適合到這裡初診。

　　當然，分科如此細緻，會造成患者任意評價好幾位醫生，或是隨意轉科。膝關節炎通常是長期性的，即便病情一時好轉，日後再度惡化也是常事。還有，到底是退化性、急性損傷，還是類風濕性，必須按疾病特性選擇治療才行。

　　患者一次接受好幾名醫生診治，很難完全把握患者的症狀或狀態，特別是退化性關節炎和類風濕性關節炎必須掌握患者所有資訊，進行持續治療才行。再者，藥物管理不便，很容易重複治療，使患者暴露在危險之下。

　　由此可知，「膝蓋關節炎」的初診非常重要，必須找到適合自己的主治醫生。各位可以參考本書的「醫院指南」和「屬於我的主治醫生」，相信對初診選擇醫院、就診科別，與決定主治醫生會有幫助。

　　一旦決定主治醫生後，透過充足的看診累積信任，以此為基礎，積極參與主治醫生施行的治療會更好。那將是通往有效療程的捷徑。

　　另外，為了持續接收主治醫生的建議，看診時事先準備提問內容較好。在問診過程，患者的好奇心對醫生也會有所助益。

 **重點概要**

膝關節炎的療效取決於初診選擇的「科別」和「專業醫生」！

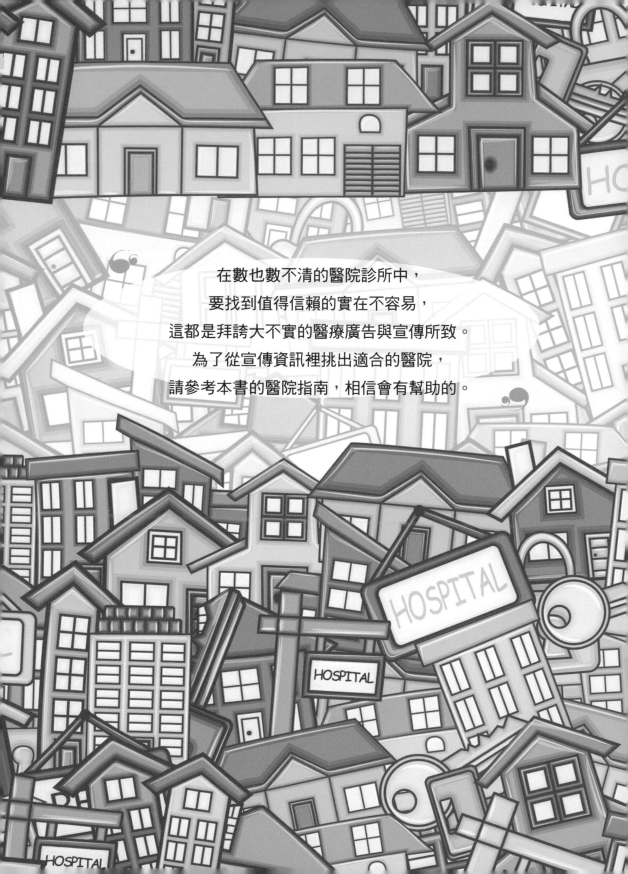

在數也數不清的醫院診所中，
要找到值得信賴的實在不容易，
這都是拜誇大不實的醫療廣告與宣傳所致。
為了從宣傳資訊裡挑出適合的醫院，
請參考本書的醫院指南，相信會有幫助的。

# 從人工關節手術到復健，
## 選擇「同一間醫院」吧

韓國醫療機關按設備規模和特性，分成一、二和三級醫院，所有等級的醫院都能進行診療和手術。

- 一級醫療機關是總病床數未滿三十床。
- 二級醫療機關是總病床數介於三十床至五百床之間
- 三級醫療機關是總病床數多於五百床（綜合醫院、大學醫院）

考慮到「人工關節」手術的特性，手術前，手術當日和手術後需要的醫療服務，一級醫療機關多少有限制；二級醫療機關以上設有多個看診科別，或是只有單一科別卻擁有足夠的醫療團隊人力，尤其是「人工關節」手術有可能伴隨其他疾病，為了患者安全，選擇二級以上的醫療機關就診較合適。

不過患者仍可在有基本檢查設備的一級醫療機關先行接受基本檢查。有時，一級醫療機關可能無法實施進一步的詳細檢查，屆時患者需攜帶醫生開立的診斷書，到醫生介紹的合格醫院。假如患者在三級醫療機關進行手術，術後可以直接在原醫療機關接受定期往返在家和

醫院之間的物理治療。

　　站在患者立場上來說，按病情階段更換醫院並非有效的選擇。考慮到診斷一致性、方便性、專業度和安全性等的問題，患者應優先選擇滿足各項條件的膝關節治療機關。再說了，每個人對醫院的評價各不相同。患者須經上述各種考慮後，再行決定就診醫院和主治醫師，其中最重要的是，患者要對治療抱有「信任」。


　　由於「膝關節炎」必須長期治療且密切觀察病情變化，是以醫院和主治醫生必須了解患者詳細的資訊。如果患者時常更換醫院和主治醫生，新的主治醫生會無法掌握患者的症狀或病情，妨礙治療，以及治療會流於暫時性壓抑「疼痛」症狀，無法進行根本治療。

　　也就是說，沒有「信任」當靠山，患者會不停地換醫院和主治醫生，等於是患者一手打造了使病情惡化的環境。尤其對患者而言，患者必然希望「人工關節」手術從手術到術後管理，都能在同一家醫院完成，所以經常換院不是好的選擇。

　　如果患者考慮動「人工關節」手術，就要事先了解入院、復健、術後管理與定期檢查（每年都要定期回診）等的各種狀況。當了解過這些內容後，就能理解為什麼選擇「同一間醫院」會是較好的。


　　人工關節手術前後有必須清楚的流程，為了掌握患者手術前的身體狀態，醫生會先對患者進行詳細檢查。患者在手術前後需住院 7 到 10 天，術後要接受 2 個月的密集步行復健療法，以及應在術後一年內適應日常生活。若出現異常症狀，患者須立即到醫院檢查。最重要的是，患者在康復後，每年仍需固定進行一次放射線檢查與定期檢查。

❖ 術後定期檢查的目的，是為了確認患者在人工關節術後初期時，長期使用人工關節後的磨損狀況和人工關節周遭骨頭變化等。萬一患者出現疼痛症狀，極有可能是因為骨頭遭到破壞，早期發現、早期治療非常重要。

特別是人工關節手術患者，是因為某身體部位產生了炎症反應，免疫機能低落，為阻止人工關節手術部位的炎症擴散，患者必須盡早就診。如果此時又得去其他醫院接受檢查，患者就必須重新告訴新的醫院先前手術的細節，新的主治醫生需要一些時間才能確實掌握患者的病情。就結論而言，這些無謂的時間與金錢成本耗費都是相當非常沒效率的。

在患者接受「人工關節」手術之後，雖然能維持大部分的正常生活機能，但某些方面仍不免受到影響，舉例來說，屈膝盤坐或是大幅度的跑跳動作會有困難。但仍可以從事游泳、爬山和騎自行車之類的運動。

在人工關節手術後要使膝蓋功能恢復到最大化，復健及日常管理相當重要。在原本作手術的醫院接受術後復健會更有效率。

經上述內容，各位都能了解到如果必須動人工關節手術，從住院前到術後復健等一切過程都在「同一間醫院」裡完成，利大於弊。

即將要動「人工關節」手術的膝關節炎末期患者們來說，比起損失了原生軟骨，「日後不能用自己的關節生活」的事實，更讓他們感到絕望。這類患者會不斷哀聲嘆氣，「我當初為什麼不接受軟骨再生療法？」

這類患者迫切希望自己的最後選擇──「人工關節」手術後能快速復健，使他們恢復健康，但有時候事與願違。術後，患者需要花近一年的努力才能恢復正常生活，從患者角度來看，一年是相當漫長的時間，且有時不是光靠患者自身的努力就能撐過去。

　　因此對患者來說，醫療團隊和醫院的意義大於動手術。請各位考慮到本書內提到的各種條件因素，選出自己最適合也最信賴，且能進行「人工關節」手術的醫院。

 **重點概要**

對於即將要動人工關節手術的患者來說，醫院的意義不僅是單純動手術的地方，所以患者要選擇自己信賴的醫院，找出專屬於自己的主治醫生才行。

# 事先了解會更放心的醫院檢查指南

　　為了成功治療關節炎，患者會好奇及須考慮的事情非常多，像是要接受何種檢查、要經過何種治療、醫療團隊的能力高低，以及住院和手術費費用支出等醫療費用問題。患者會痛到要考慮動手術時，手邊必須備有一筆基本資金。

　　如果患者事先了解過自己打算進行治療的醫院有哪些檢查項目，就能避免不必要的疑惑，也能提高對醫院的信任。再者，患者如此便能聚焦在根本療法的進程上，並對療效抱有期待。

　　只要各位參考本書目前為止提到的內容，從選擇醫院、醫院掛號到檢查過程，逐步了解每一個步驟，輕而易舉便能搞懂就診的詳細流程。接下來讓我們一起仔細看看關節炎患者需要的就診內容。

### 第一步驟　決定醫院和主治醫生

　　患者要決定選擇哪一家醫院，還有接受哪一位醫生的看診。

**第二步驟** 預約看診和掛號

雖然患者可以當日掛號，但如果是熱門的醫生，患者得事先透過電話或網路預約，保留充裕的看診時間。

**第三步驟** 檢查看診時的必需物品

為了提高「看診」滿意度，患者要先準備回答醫生的「提問」。也就是說，先寫下從什麼時候開始出現病徵，哪一個部位不舒服等的病情相關內容，還有想問醫生的問題。除此之外，患者須準備的物品如下：

- 隨身證件。
- 方便進行看診和檢查的輕便衣服。
- 作筆記的筆記本和紙筆。

**第四步驟** 基本檢查和精密檢查

在第一次看診諮詢之後，患者須進行基本檢查，或按醫生指示接受其他的精密檢查。因為有可能會耗費一段時間，患者要空出充裕的就診時間。另外，說不定要支付昂貴的檢查費用，患者要準備好足夠的錢。

- 基本檢查：放射線（X-ray）檢查、基礎抽血檢查和超音波檢查。
- 精密檢查：核磁共振（MRI）、電腦斷層檢查（CT）、免疫檢查、組織檢查、小便檢查、活體組織檢查和關節液檢查。

**第五步驟** 醫生的診斷和療法決定

治療方法取決於看診結果。關節相關疾病的療法有保守治療、軟骨再生治療及手術治療。

- 保守治療：藥物治療、注射治療、物理治療、體外震波治療，徒手治療和電流刺激療法。

- 軟骨再生療法：幹細胞注射療法。

- 手術治療：關節內視鏡手術、幹細胞軟骨再生手術、軟骨轉移手術、自體軟骨移植手術、自體幹細胞移植手術、十字韌帶重建手術、半月軟骨（半月板）重建手術、半月軟骨（半月板）縫合手術、半月軟骨（半月板）移植手術、畸型腿治療和人工關節手術等等。

 **重點概要**

為了減少第一次看診時的不必要誤會和誤差，患者要事先掌握醫院主要檢驗項目、診療步驟等各種內容。

# • 關於體外震波治療的疑惑 •

關節疾病之療法「體外震波治療」（Extracorporeal Shock Wave Therapy，簡稱 ESWT）由於屬於不侵入關節或脊椎的非手術療法，因此近來變得熱門。體外震波治療的安全性與效果已經得到臨床實驗證明。當然，是否進行關節和脊椎手術須視患者病情決定，大部分的非手術療法也足以讓病情好轉。

「體外震波」（ESWT）是用震碎尿結石的原理，在患者的疼痛部位施加震波，使該處血管新生，讓周遭組織和骨骼活性化，可期減少疼痛症狀和改善關節周邊組織。

體外震波治療是德國、瑞士與奧地利歐洲三國的物理學家攜手開發的療法，於 2002 年獲得美國食品藥品監督管理局（FDA）認證其療效。體外震波治療廣泛運用在血管或韌帶的炎症，還有因受傷、疲勞性骨折及各種運動傷害引起的關節與脊椎（椎間盤突出、椎管狹窄症）疾病，也常用在術後緩解痛症與退化性關節炎的治療上。

除此之外，體外震波也常用在年輕族群的痛症和炎症疾病治療上，像是鈣化性肌腱炎、網球肘、高爾夫球肘、膝蓋肌腱炎等等；骨折後沒能緊密貼合，如假關節一樣移動的骨頭塊；以及阿基里斯肌腱炎、足底肌膜炎、腳跟或腳底疼痛、關節骨軟骨炎等等。體外震波也會用在接受了 3 個月以上物理治療或藥物治療，病情卻不見起色的患者身上。

體外震波的治療方法是在疼痛的部位施打 1000 至 1500 發震波，手術時間約 20 分鐘到 30 分鐘。軟組織（血管、韌帶、肌肉等）之治療不需要住院，視患者病況決定是否施行局部麻醉，通常不需要局部麻醉就能進行治療。

體外震波治療頻率通常是每週 2 到 3 次，按患者症狀也有可能追加治療次數。每次治療後 4 到 6 週內不能勉強行動，患者一邊維持正常的日常生活，一邊等待治療產生效力即可。

# 活用指南：醫院檢查指南

骨頭、血管、韌帶和關節疾病的「基本檢查」

「理學檢查」與「放射線（X-ray）檢查」是檢查膝蓋、肩膀、腰部、手肘、脖子及手腳等和關節相關部位的基本檢查。尤其骨折以及中期的退化性膝關節炎只有靠放射線才有可能檢查得出症狀。有時放射性檢查會與「血液檢查」一起進行，如果醫生需要對患者的關節組織進一步嚴密觀察時，也會一併予以「超音波檢查」。

## 理學檢查（Physical Examination）

理學檢查是醫生確認患者有無異常症狀的檢查，也是對關節疾病非常重要的基礎檢查之一。理學檢查包括用醫生的眼睛觀察的「望診」、透過醫生手指掌握患者身體部位的「觸診」、醫生敲打身體異常部位表面的「叩診」和醫生透過聽診器傾聽呼吸等的聲音的「聽診」。看診時，醫生請患者的膝蓋做出屈伸動作的就是「理學檢查」。臨床經驗豐富的醫生僅憑理學檢查就能大致掌握患者的病情。

## 放射線檢查（X-ray）

放射線檢查是為了掌握患者當下關節狀態，包含確認骨頭是否損傷而進行的最基本檢查。從放射線檢查很難發現患者的初期關節炎徵狀，也不適合觀察軟骨組織變化，但是從放射線檢查可以掌握關節和關節之間及軟骨下方骨頭有無出現陰影。

## 血液檢查

血液檢查是檢測患者的白血球數、紅血球數、血小板數、紅血球沉降速率、肌酸酐數值，確認患者是否發生炎症與發炎程度、是否有肌肉骨骼系統相關疾病。

- 白血球數：當患者發生炎症時，體內的白血球數會增加。
- 紅血球數：確認患者血液內的紅血球比率。如果患者發生炎症，紅血球數會減少。類風溼性關節炎的病情嚴重性主要靠紅血球數掌握。
- 血小板數：血小板能幫助血液凝固。倘若患者的血小板數值過低，會有出血不止的風險。如果患者罹患系統性紅斑性狼瘡，也有可能降低血小板數值。
- 紅血球沉降速率：是推測患者的炎症嚴重程度的檢查。患者有無炎症反應，如果有發炎的話，靠紅血球沉降速率能判斷發炎的嚴重程度。此項檢查在患者就診過程中會不斷反覆施行。
- 肌酸酐數值：檢測關節疾病患者的「肌酸酐」數值，是為了掌握病因是否為腎臟機能低下而引起的骨骼弱化或肌骨系統併發症。也就是說，為了掌握患者的腎臟機能才檢測肌酸酐數值。血清肌酸酐的正常值，男女不同，男性是 0.6 ～ 1.1 mg／dl，女性是 0.4 ～ 0.8 mg／dl。肌酐酸血清數值高，代表患者的腎臟機能很可能變差了。（血清肌酐酸是肌肉中肌酸的分解物，會透過腎臟排出。藉由腎臟

排出的各種物質會經歷重新吸收過程，由於肌酐酸幾乎不會重新被吸收，所以醫生可藉由肌酐酸數值確認患者的腎臟機能。）

## 進一步的「精密檢查」

因為有些關節疾病的患病部位無法透過基本檢查確認，所以醫生要掌握更具體細節，就會對患者進行「精密檢查」。主要的精密檢查有「核磁共振」（MRI）和「電腦斷層檢查」（CT）。放射線檢查雖然可以檢查得出源自於「骨關節炎」的退化性關節炎，但放射性檢查有可能誤判退化性關節炎初期症狀，所以醫生需要進一步施行「核磁共振」（MRI）。此外，醫生為了準確地評斷患者關節內骨骼狀況，也會用到「電腦斷層檢查」（CT）。

### 核磁共振檢查（MRI）

醫生可以利用高頻磁場，精密地檢查肌肉或血管等關節與脊椎周邊組織的狀態。為了精密觀察在放射線檢查裡無法確認的關節、軟骨、肌肉和血管的狀態，核磁共振必不可少。換言之，醫生透過核磁共振（MRI），能掌握患者的軟骨損傷程度、椎間盤突出、半月軟骨（半月板）的損傷破裂和韌帶損傷等症狀。

### 電腦斷層檢查（CT）

當醫生研判患者需要精密檢查時，大多會使用電腦斷層檢查。電腦斷層檢查是利用 X 光拍攝人體的橫斷面的檢查。電腦斷層檢查的優點是，費用較核磁共振便宜，檢查時間短。相反地，核磁共振的優點是，軟組織表現力與對照度較電腦斷層檢查高，能有效診斷關節疾病。而近來多排偵測器電腦斷層可以如同核磁共振（MRI）般，重組人體橫斷面的影像，進一步組成 3D 立體影像。

## 為了檢測伴隨肌肉痛的炎症疾病的「追加檢查」

「自體免疫疾病」會出現發熱、劇痛等的症狀，具代表性的免疫系統疾病有類風濕性關節炎與紅斑性狼瘡。這類疾病會因免疫系統失常而攻擊自己身體，因此除了核磁共振和電腦斷層檢查外，還需要配合其他檢查。也就是說，醫生要透過多方檢查，綜合判斷，並且視患者病情決定是否追加其他檢查。追加檢查的目的是為幫助醫生進一步精密掌握患者除了「炎症」之外，有無其他引起疼痛原因的疑點。

其實關節疾病的疼痛症狀主因就是「炎症」。如果不盡早治療炎症，患者的關節軟骨和周邊組織被破壞，說不定會造成關節變形或是演變成退化性關節炎。正因如此，醫生需要更精密的檢查確認患者是否出現炎症反應。

接下來要介紹的檢查是一些醫生視患者的病情會進行的追加檢查。不是每間醫院都能實施這些檢查，患者在看診前須事先確認。

### 察知關節痛起因的「免疫檢查」

在關節疾病方面實行的免疫檢查目的是為了確認患者的疼痛是否起因於炎症。換言之，免疫檢查是想確認類風濕性關節炎和紅斑性狼瘡的檢查。用「乳膠凝集試驗」和「補體檢驗」能確認類風濕性因子；而抗核抗體（ANA）、補體檢查、dsDNA 抗體測定則能確認引起紅斑性狼瘡的原因。

- 類風濕性因子檢查（乳膠凝集試驗）：是一種檢測人體內的類風濕性因子量的檢查。「乳膠」可以鑑別判斷患者體內的類風濕性因子，並且與正常人的正常值作比較。患者體內的乳膠值若是 1：160，就能確定罹患類風溼性關節炎。類風濕性患者的類風濕性因子陽性率約為 80%，而正常人的類風濕性因子陽性率約 5%，因此即便檢測出體內類風濕性因子為陽性，也不能斷言一定是罹患類風溼

性關節炎。類風溼性關節炎的鑑別判斷必須綜合多方檢查才行。

不過，類風濕性因子高的人的關節會受到嚴重損傷。治療未必能降低患者體內的類風濕性因子，所以不用再進行重複檢查也沒關係。

- 血清補體（C3、C4）檢查：是一種鑑別炎症嚴重程度的血液檢查。「補體」是用 11 種人體內與免疫作用有關的蛋白質組成的蛋白質複合物，分成 C1（由 3 種不同的次單位組成）到 C9。這些蛋白質原本以非活性化狀態存在血漿或其他體液中，因與抗體及抗原結合而活性化。換言之，血清補體檢查能檢測出血清補體 C3 和 C4 的減少情形，及患者是否有罹患類風溼性關節炎與紅斑性狼瘡的根據。

- 抗核抗體檢查（Anti-Nuclear Antibody）：紅斑性狼瘡患者大部分都會被測出類風濕性因子陽性，不過正常人的抗核抗體檢查中被測出類風濕性因子陽性率約為 20%，高齡者也經常被測出陽性。因此醫生雖然不能單憑抗核抗體檢查的陽性反應，就斷定患者罹患「紅斑性狼瘡」，不過可以作為綜合判斷時的依據。

- dsDNA 抗體測定：檢測紅斑性狼瘡患者體內常發現的 DNA 抗體。抗體量愈大，病情愈嚴重。

## 為了找出關節炎抗原的「組織型鑑定」

「組織型鑑定」是一種檢查個體體內的組織型是否一致，以做出擁有何種免疫系統的檢查。如果在家人中，有人擁有 B-27 基因，則可視為帶有關節炎遺傳基因，即帶有類風溼性關節炎組織抗原「HLA-DR4」或紅斑性狼瘡組織抗原「C4AQ0」。不過不是擁有抗原就代表患者一定罹患了自體免疫性關節炎，醫生需要進行「組織型鑑定」是因為體內的這些抗原被視為高罹病率的因子。

## 為了診斷出類風溼性關節炎和紅斑性狼瘡的「尿液檢查」

尿液檢查雖然是簡單的檢查，不過能提供醫生患者健康的重要資訊。透過患者尿液內的紅血球和蛋白質等，醫生能判斷患者是否罹患類風溼性關節炎；根據患者數值的不同，醫生能診斷患者是否罹患紅斑性狼瘡。此外，尿液檢查也能檢驗出患者有無蛋白尿、腎炎等的身體機能狀態。

## 診斷關節感染狀態的「關節液檢查」

是一種確認關節腔內是否被感染的檢查。醫生用針筒汲取患者的關節液，鑑別患者是否感染細菌，如果有，也能檢測出關節腔內的細菌種類。名字看似複雜，實際上是非常簡單的檢查。

## 為了關節炎疾病的病理檢查（活體組織檢查）

「病理檢查」是醫生直接取下患者的罹病活體組織，用眼睛或顯微鏡觀察患者病情的檢查。關節疾病的「病理檢查」包括皮膚病理檢查、腎臟病理檢查、肌肉病理檢查、顳動脈病理檢查等等。病理檢查目的通常是為了掌握患者因炎症導致的自體免疫性關節炎的病情。

- 皮膚病理檢查：是取下皮膚組織，用顯微鏡進行的檢查，可檢驗出患者是否罹患紅斑性狼瘡、乾癬、硬皮症等等。
- 腎臟病理檢查：是一種用長針穿透患者腰後部位，取下部分的腎臟活組織，用顯微鏡進行的檢查。相較「皮膚病理檢查」，腎臟病理檢查危險度較高，是鮮少進行的檢查。
- 肌肉病理檢查：是對於多發性肌膜炎或皮肌炎確診非常重要的檢查。比起「皮膚病理檢查」，難度較高但安全。
- 顳動脈病理檢查：是取下患者大腦的顳動脈部分活組織的檢查。名字看起來很複雜，但其實是簡單安全的檢查。主要是檢驗患者是否

罹患巨細胞動脈炎、顳動脈炎、多發性肌痛症和類風溼性關節炎等
等。

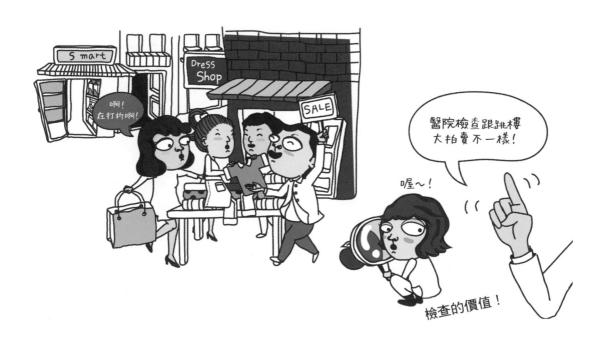

膝蓋使我們能過上正常生活，同時也是身體最重要的部位之一，
更是關節炎的好發部位。
習慣靜態坐臥生活的韓國人比西方人更容易罹患退化性關節炎。
此外，受到做家務時的慣用姿勢或從事激烈的運動之故，
有愈來愈多年輕人的軟骨受到傷害。
我們僅有的膝軟骨厚度不過 3mm。
若脆弱的軟骨受損，很難自行痊癒再生。
雖說年紀增長會讓軟骨磨損殆盡，但是在膝軟骨被磨損至七成之前，
我們很難察覺症狀，所以更需要日常的預防和管理。
最關鍵的是，當自己出現關節炎早期症狀時，
要能進行準確的判斷和不延遲就醫。
同時，為了預防關節炎，我們應改善增加膝蓋負擔的生活習慣，
持續從事能鍛鍊膝蓋周遭肌肉和韌帶力量的運動。

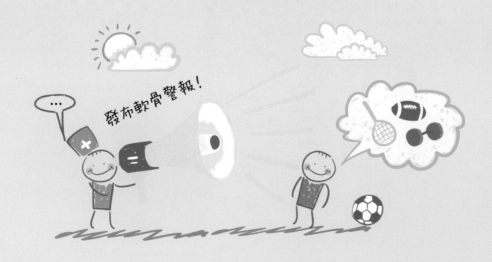

## Chapter 4

一輩子僅有
一個的 3mm
軟骨警報

# 20 歲到 30 多歲，
## 注意會嚴重傷害軟骨的激烈運動

「愈年輕，愈來日方長，愈要珍惜膝蓋！」20 多歲到 30 多歲的人必須把這句話銘記在心。也許有人會覺得很荒誕，因為 20 多歲到 30 多歲的人起碼還得再等 30 年以上，才能切實體會用自己的膝蓋生活有多麼重要。

大多數的 20 多歲到 30 多歲的人認為，要等到 60 歲以後膝蓋才會亮起紅燈。因為隨著年紀增長，軟骨自然而然會受到磨損。不過真的是這樣嗎？

以為「為時尚早」的 20 歲到 30 多歲，必須牢記的膝蓋 5 誡命

1. 半月軟骨（半月板）的損傷和破裂是「關節炎」的開端。
2. 軟骨損傷是無關「年齡」的疾病。
3. 膝關節是對於外傷、衝擊和反覆施加的壓力非常脆弱的部位。
4. 半月軟骨也承受不住壓力。
5. 不要錯過就醫黃金時機，如果膝蓋出現疼痛症狀，立即就診。

人人都有機會罹患關節炎。膝軟骨和韌帶多多少少會因為過度激烈的運動或意外的衝擊而受到損傷。有些人認為關節炎不像「癌症」一樣會帶來生命威脅，等閒視之，殊不知病情會在不知不覺間加重的疾病就是「關節炎」。

像是 20 多歲和 30 多歲的人容易因為激烈的運動，如足球、籃球和冬季滑雪等，造成半月軟骨（半月板）與十字韌帶受傷。還有用錯誤姿勢進行深蹲、在特定部位施加力量的瑜珈動作和不考慮體重的超量跳繩等此類運動，都會對膝蓋重複施加壓力。

我們在本書一再強調，運動雖好，但如果運動量和運動強度超過自身負荷範圍，就會變得有害無益。特別是往特定部位重複施加壓力的姿勢只會帶給膝蓋負面影響。各位只要想一想運動量和肌肉量都很足夠的年輕足球選手其膝關節的健康管理就能理解。請謹記在心，膝關節是非常脆弱的部位，經不起外傷、衝撞和重複施加壓力帶來的傷害。

半月軟骨損傷的原因和症狀

- 原因：因為激烈運動，導致運動傷害或半月軟骨（半月板）的退化。

- 症狀：在盤腿坐時、屈膝時、上下樓梯時、蹲坐時、轉身時，感到突如其來的劇痛。膝蓋無力或是關節嚴重腫脹，每次膝蓋動作的時候都會因為疼痛，活動受限。

## 了解軟骨就是力量！總比毫無防備好

我們需要一定的常識才能找出膝蓋痛的原因，好好治療膝蓋。其中，我們必須先了解的就是半月軟骨（半月板）。因為半月軟骨的損傷無關年齡，是非常脆弱，易發生問題的部位。

首先要熟悉的是半月軟骨這個名稱。會稱之為半月軟骨或半月板，是因為它是長得像新月狀的 C 形軟骨，介於膝蓋上下與內外側。厚度和位置的模樣就像「薄板」般，所以又被稱為「半月板」。

「半月軟骨（半月板）」就像是在木頭砧板上放了兩個薄薄的大盤子，在盤子上頭又疊上另一塊木製砧板。半月軟骨正如其名，非常脆弱，無法承受外界壓力，會因外傷、衝擊和反覆的壓力而受損。

人們受到外傷後會感到疼痛和運動障礙的原因，最常見的就是半月軟骨受損。最常發生半月軟骨損傷的年齡層是，喜好從事運動或跳舞等需用轉動膝蓋的 20 歲至 30 多歲的年輕族群。

「半月軟骨」作用為膝蓋上下骨頭（股骨和脛骨）之間的緩衝，維持膝關節的穩定性，吸收膝蓋承受的外界衝擊，使關節液平均分散。纖維軟骨具有彈性，圍繞著膝蓋上下骨頭（股骨和脛骨），能分散及減少軟骨承受的壓力，讓施加於膝蓋的力道得到平均，起到保護關節的作用。

萬一外部壓力導致我們的膝蓋彎曲或前後左右嚴重凹折時，脆弱的「半月軟骨」會變得怎樣？不覺得光想就可怕嗎！

❖ 「半月軟骨（半月板）」除了運動受傷的情況之外，也會因老化退化，或是因身體畸形而受損。人們 40 歲之後，半月軟骨的彈性會急遽變差，縱使是日常生活中的小小衝擊也會使其破裂。半月軟骨受損經常發生在平日屈膝做家務的女性身上。

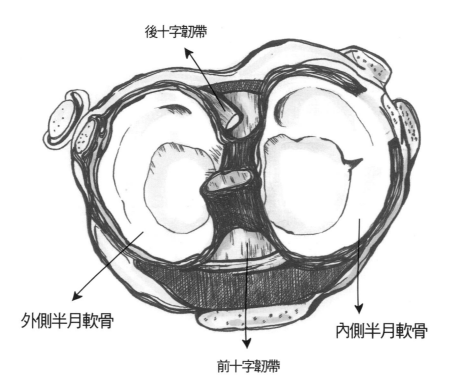

後十字韌帶

外側半月軟骨

內側半月軟骨

前十字韌帶

圖　半月軟骨一覽

❖ 「半月軟骨」是如同新月般的 C 形軟骨，各自介於膝蓋上下與內外側。厚度和位置的模樣就如「薄板」般，所以被稱為「半月板」。

## 半月軟骨破裂的原因

- 運動傷害：喜愛從事足球或籃球之類的激烈運動是造成年輕族群運動傷害的主因。還有長時間重複作某特定姿勢、造成膝蓋壓力的瑜珈、跳繩和伸蹲動作等，也是造成半月軟骨破裂的原因之一。

- 非接觸性傷害：比起外在衝擊造成的傷害，突然改變行動方向，或是緊急靜止，或是滑倒等的非接觸性傷害，也會造成半月軟骨破裂。半月軟骨（半月板）的破裂是為緩解突如其來的動作衝擊到骨頭。

- 退化性變化：沒有特別碰撞，年齡增長為半月軟骨破裂的主因。年紀介於 45 歲左右至 60 歲出頭的人，半月軟骨容易因老化而破裂，還有經常屈膝或其他會添加軟骨壓力的生活習慣，也會造成內側半月軟骨破裂。

假如是平常不太運動的人，一動膝蓋出現了壓迫或是刺痛等症狀，並且持續好一陣子，則可懷疑是「半月軟骨」受到傷害。如果患者沒能察覺軟骨已經受損，置之不理，則患者的肌肉和肌肉量會隨著時間減少，腿跟著變細。如果覺得關節緊繃、上下樓梯或走在高低起伏的路上失去穩定性，一定要盡早到院就診。

- 膝蓋移動的時候發生疼痛。
- 盤腿坐，或者是彎曲膝蓋的時候，又或者是上下樓梯的時候，膝蓋劇痛。

## • 關於半月軟骨（半月板）移植術和縫合術的疑惑 •

- 移植手術：半月軟骨（半月板）損傷嚴重，會威脅到關節的時候，要施行同種異體軟骨的「移植手術」。同種異體軟骨移植手術是透過關節內視鏡，把患者的原生軟骨換成經過特殊處理的同種異體軟骨。因為能減少骨頭與骨頭之間的摩擦，所以能預防關節炎，保存患者自體關節。相反地，如果患者動的是「切除手術」，則移除的軟骨範圍會較軟骨移植手術的範圍大。切除手術後由於骨頭和骨頭的摩擦，增加患者退化性膝關節炎的感染風險。

  半月軟骨移植手術時長約 1 小時半，術後需住院 3 至 4 日。欲接受半月軟骨移植手術的患者須先接受放射線（X-ray）檢查，確認半月軟骨的大小，接著從美國購買大小相符的半月軟骨，透過關節內視鏡進行移植。因此只有幾家大醫院和關節專業醫院才能進行此類手術。

- 縫合手術：進行縫合破裂的半月軟骨的手術主要針對使用人工關節太貴，但移除整個軟骨又必然形成關節炎的患者而使用。儘管切除患者現有的破裂軟骨會加速退化性膝關節炎，不過近來有些醫院另試他法，在患者脛骨鑿出小洞進行縫合，重新填補半月軟骨。

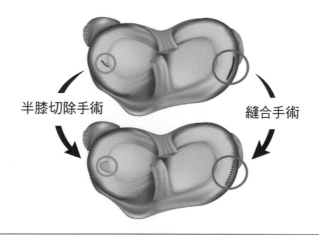

半膝切除手術　　　　　　　縫合手術

- 膝蓋無力或是膝蓋腫得比其他部位嚴重。
- 每次移動膝關節都會發出「喀喀」聲，並且出現疼痛症狀。
- 蹲坐或轉身的時候會產生疼痛症狀。
- 屈伸膝蓋會覺得不順，且有疼痛症狀。

　　當患者「半月軟骨（半月板）」受損，為使軟骨再生，醫生經常選擇動移植手術，不過相較使用自體軟骨移植，「幹細胞」移植手術對於減少疼痛和軟骨再生等各方面，有著事半功倍的效果。當患者的半月軟骨損傷程度還不太嚴重的時候，醫生會實施保守療法，用夾板輔以繃帶和消毒水，固定破裂的軟骨部位 1 至 2 週。

　　如果患者的半月軟骨不是受傷，而是因為破裂，須進行手術的情形，則患者在術後 4 到 6 個月要節制運動量。術後 1 週可以恢復正常生活，肌肉完全恢復則須約 6 週。為了保護手術部位及提供良好的穩定性，患者要使用 4 到 5 週的拐杖。另外患者在以不會誘發疼痛為前提，進行關節與肌肉強化運動會更好。

 **重點概要**

不分年齡，每個人的膝軟骨都有受傷的可能，年輕人的「半月軟骨（半月板）」受傷與破裂的風險正在增加！

## • 關於軟骨軟化症的疑惑 •

「軟骨軟化症」是造成年輕女性膝蓋疼痛的常見關節疾病。如字面所示，軟骨軟化症是指患者的軟骨變得軟綿綿。這裡的軟骨指的是膝蓋的哪一塊呢？包覆膝蓋的骨頭、「髕骨（膝蓋骨）」和「股骨（大腿骨）」摩擦面的軟骨，此部位的軟骨出現軟化症狀，變得脆弱，故被稱為「膝軟骨軟化症」或「髕骨軟骨軟化症」。

軟骨軟化症好發於青壯年層，男性罹病率顯著高於女性。軟骨軟化症患者的膝蓋一開始會出現浮腫現象，接著整塊軟骨龜裂損傷。透過關節鏡可以看到患者的關節軟骨表面，變得如撕裂的蟹肉般。患者軟骨的變化會帶來劇烈疼痛。

以下是膝軟骨軟化症的病因：

- 當內側膝蓋突出的部位遭遇強烈撞擊或外傷的情形。
- 長時間不使用膝關節，使大腿肌肉（股四頭肌）弱化的情形。
- 腳扭到的情形。
- 髕骨承受過度的壓力的情形。
- 持續上樓梯或爬坡，長時間駕駛等使膝蓋受力，造成髕骨和股骨負擔的情形。
- 髕骨移位或脫臼的情形。
- 因骨折引起的關節面錯位的情形。
- 經常在膝蓋關節注射類固醇的情形。

因上述情形造成「膝軟骨軟化症」最常見的症狀是，前側膝蓋刺痛。患者長時間同個坐姿後，前側膝蓋常會感到疼痛，靜養幾天就不痛，一彎膝蓋，疼痛又會加劇。還有患者每次動到膝蓋時，膝蓋會發出聲音或覺得膝蓋無力，且腫得厲害。我們必須要能察覺是否有這些病徵，因為軟骨軟化症造成的膝軟骨受傷，即便還年輕，也有可能演變成「退化性關節炎」。

# 活用指南：十字韌帶受傷的時候

　　十字韌帶受傷與撕裂會發生的主因是，半月軟骨（半月板）受傷和運動量過大。這是年輕族群常見的膝蓋疾病之一。通常發生在進行足球、籃球、排球和滑雪等，會過度使用膝蓋的運動，又或者是跳躍後著地時造成摩擦的時候。當我們進行大量使用膝蓋的激烈運動後，會感覺膝蓋疼痛，則可以懷疑是十字韌帶受傷。

　　膝蓋的四條韌帶位於膝蓋前後內外部位，扮演支撐膝蓋關節的角色。特別是呈「X」形的前後韌帶被稱為「十字韌帶」。前十字韌帶和後十字韌帶位於膝蓋關節內，當小腿骨前後移動的時候，十字韌帶負責防止膝關節向後位移。

　　十字韌帶受傷，膝蓋關節內部充血會造成膝蓋浮腫，且會伴隨劇痛。這時候位於關節內的半月軟骨（半月板）也很容易一起受傷。

　　膝蓋十字韌帶徹底撕裂，會造成患者極度的痛苦，唯一的方法只有就醫。但假若膝蓋十字韌帶僅是部分撕裂，很多患者會因為疼痛沒那麼嚴重而延遲就醫。在部分膝蓋十字韌帶撕裂的情形下，患者延遲就醫，放任不理，則會導致第二次的損傷以及半月軟骨（半月板）的破裂，軟骨急速耗損。即便患者是 20 多歲到 30 多歲的年輕族群也有可能因此罹患退化性關

節炎。因此一發生膝蓋疼痛現象，我們就應該盡速就醫，並且遵從醫生指示進行治療。

### 十字韌帶損傷與撕裂症狀

- 膝蓋出現「啪」地一聲或是有種錯覺，覺得膝蓋好像突然鬆掉。
- 膝蓋腫起，關節內出血，並且伴隨疼痛，無法正常行走。

　　膝蓋十字韌帶損傷與撕裂時的治療如下述：首先要得到醫生診斷，確定是部分十字韌帶的撕裂，如果沒有其他問題，患者可接受保守治療。但如果患者覺得膝蓋失去穩定性，為了防止膝蓋其他構造也受損，或是罹患關節炎，則施行「前十字韌帶重建手術」。

　　前十字韌帶重建手術是一種利用關節內視鏡，切除患者撕裂的十字韌帶，利用患者膝蓋內血管，重建新韌帶的方法。前十字韌帶重建手術簡單，成功率高，幾乎無併發症，傷口小，復原速度快。重建的新韌帶約 4 到 6 週能固定。

　　通常患者術後 4 至 5 日可出院，在不感覺疼痛的前提下，患者開始進行持續 3 到 6 個月的復健運動即可。

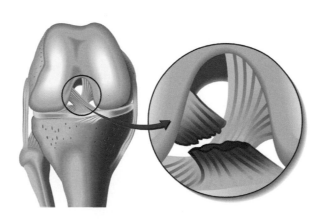

# 40 歲至 50 歲，不知不覺間
## 提前上門的退化性膝關節炎！

「軟骨該痛的時候到了，察覺身體的變化吧！」

40 歲到 50 多歲的人要反覆咀嚼這句話，這個時期的女性要特別小心管理脆弱的軟骨。

「退化性關節炎」正如其名，膝關節因為漸進的退化受傷。此一疾病的核心關鍵正是「軟骨」。一般人認為要到 60 歲以上，軟骨才會受傷。這是因為 60 歲以上的人更容易感知疼痛。因為「軟骨」沒有神經細胞，所以就算受傷也不會感覺痛，也因為軟骨沒有血管，所以受傷後也不能自行痊癒。

膝蓋會痛，是因為受傷的軟骨造成軟骨附近組織產生發炎反應。再者，嚴重受損的軟骨會使骨頭和骨頭之間發生摩擦而疼痛。也就是說，軟骨本身是沒有任何症狀的，等到我們感覺到身體部位的異常時，事情已經到了不可挽回的地步。

退化性關節炎的問題不僅如此。軟骨的特性是強度不足且內部結構脆弱，即便有膝蓋保護著，軟骨也很容易受傷。

> **以為「為時尚早」的 40 歲到 50 多歲，必須牢記的膝蓋 5 誡命**
>
> 1. 軟骨沒有神經細胞，即使受傷也不會馬上出現異常症狀。
> 2. 軟骨沒有血管，無法再生。
> 3. 軟骨對外傷、衝擊和重複的施加壓力非常脆弱。
> 4. 退化性膝關節炎是一種生活習慣疾病。
> 5. 不要等時候到了才後悔，現在馬上感覺一下自己膝蓋的變化吧！

40 歲至 50 多歲者，特別是女性，更要多加注意。女性們因為蹲坐，或是做家務，又或者是停經期即將到來，軟骨和骨頭都會變得脆弱。

確實有愈來愈多的 40 歲至 50 多歲的女性因為退化性關節炎來就醫。愈是說著「不會吧？」或是「這麼快就得了關節炎？」的人，愈是不了解膝關節和軟骨。

縱使本書中一而再，再而三地強調「軟骨」的注意事項，仍是遠遠不足。不管再怎麼強調「對膝蓋反覆施加外力的姿勢會帶給膝蓋健康負面影響」，但繁忙的主婦們很難顧及這件事。即便如此，本書還是得反覆叮嚀，是因為此事極為重要，請各位務必銘記在心，年歲介於 40 歲到 50 多歲的讀者一定要保養膝蓋維持健康，改正不良的生活習慣。

## 所有的軟骨都很脆弱！明知道卻不注意，問題更大。

　　40 歲到 50 多歲的人會認為自己罹患退化性關節炎的時間「為時尚早」，為何此疾病被稱為「生活習慣病」，我們先來看看成因。退化性關節炎會被這樣稱呼的意思是，相較於「老化」導致的軟骨損傷，關節疾病更常見的病因是「不良的生活習慣」。

　　運動量不足、超過自己體力的容許範圍的運動量、體重過重、習慣蹲坐、長時間翹二郎腿、過分控制飲食、生病不就醫或延遲就醫、鞋跟過高和動作大咧咧總是撞到膝蓋等等⋯⋯

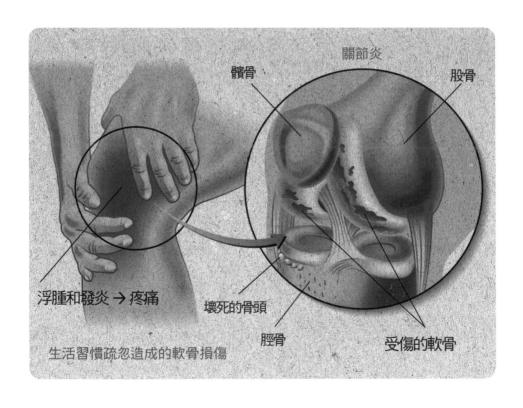

關節炎

髕骨　　　　　　　　　　　　股骨

浮腫和發炎 → 疼痛

壞死的骨頭

脛骨　　　　受傷的軟骨

生活習慣疏忽造成的軟骨損傷

每一種不良的生活習慣都會增加膝蓋的負擔，累積傷害。再加上 40 多歲懷孕和生產的女性，以及 50 多歲進入停經期的女性，骨頭會因為賀爾蒙減少，急遽弱化，造成骨質疏鬆症罹病率大增。明知道會有這種情形，我們卻仍然愛使用造成膝蓋壓力的姿勢和行動，無疑是自己殘酷折磨著自己的膝蓋。

如此過度使用膝蓋，以及因衝擊和外傷造成的軟骨和關節附近組織受損，會加速「退化性關節炎」找上門。此外，儘管肥胖、飲酒過量、吸菸與失眠等，都是誘發膝關節炎的因素，不過年紀介於 40 歲到 50 多歲的女性必須要認知到自己的首要之務是改善生活習慣，得多注意膝蓋的保健。

 **重點概要**

如今是百歲世代，40 歲到 50 多歲的人要用原生軟骨和關節生活的日子還很長，所以一定要馬上改善不良的生活習慣！

為了我的軟骨做
自我膝蓋檢查

☐　屈膝的時候會覺得痛。

☐　無法完全屈膝。

☐　伸直原本彎曲的膝蓋會覺得痛。

☐　坐著的時候無法完全伸直腿。

☐　膝蓋痛了一下就不痛，這種過程重複兩回合以上。

☐　膝蓋曾有過嚴重碰撞。

☐　覺得膝蓋好像歪了。

☐　前側膝蓋刺痛。

☐　膝蓋腫脹超過一週。

☐　運動後，膝蓋附近會腫起來。

☐　每次走路的時候膝蓋都覺得痛。

☐　走路的時候膝蓋要微彎，但有困難。

☐　有時候走路的時候會覺得雙腿無力，只想坐下。

☐　一個月至少一次以上覺得膝蓋痛。

☐　上下樓梯或坐下起立時覺得痛。

☐　下樓梯的時候，膝蓋會刺痛。

☐　站著的時候，髕骨會發出喀啦聲，並且感覺刺痛。

☐　平常沒事，穿高跟的鞋子走路時膝蓋會痛。

☐　坐太久，或站太久，或行動的時候會覺得膝蓋硬繃繃的。

☐　提重物之後，每次走路，膝蓋內部都會覺得痛。

☐　站著的時候，膝蓋像是朝內側彎曲一樣。

☐　現在處於更年期或是更年期已結束。

☐　現在處於體重過重或肥胖的狀態。

---

**檢查項目結果**

如果出現 2 個以上符合目前的狀況，得盡快就醫，接受醫師精準診斷。就算沒有骨質疏鬆症的可能，還是去諮詢醫生為佳。必須特別留意改善生活習慣及保健膝蓋健康。在適當的運動強度下，持續從事能強化腿部肌肉的肌肉強化運動，並且施行冷熱敷法也會有幫助。

# 60 歲以上，不要認為
## 膝蓋疼痛是理所應當而置之不理

「軟骨正在損耗，不要不理會疼痛！」

很多時候當我們明顯感到膝蓋的疼痛，軟骨早已嚴重受損，實在可惜。起初，患者的疼痛症狀在「好痛」和「不痛了」之間反反覆覆，等到痛到受不了才就醫，已經錯過了就醫的黃金時間。

沒有神經細胞是「軟骨的特性」，也因此人們容易對「膝蓋痛」掉以輕心。特別是那些在年滿 60 歲之前從未有過膝蓋異常狀況的人，更容易對膝蓋痛等閒視之。

「膝蓋不比從前了，會痛也很正常吧。」

「哪有年紀大卻無病無痛的人？」

「我的病我自己最清楚！」

抱持這種想法，對疼痛掉以輕心的人，會使軟骨的傷害日益加深。

「膝蓋最近超痛，好像愈來愈嚴重了。」

「膝蓋打了針，好多了。」

60 歲以上的人，通常要到軟骨嚴重受損或是膝蓋痛得厲害，才會找上醫院。雖然就醫，但患者在就醫的幾年內只依靠「暫時性的減緩疼痛」的治療，最後「軟骨到了完全耗損的程度」，終不可避免地得接受人工關節手術。

雖說早期治療對所有的疾病都很重要，不過對「退化性關節炎」尤甚。如果退化性關節炎患者能盡早就醫，須花費的醫療費用與時間相對地少，只要有心治療，或多或少都能看出治療成效。當然，這裡說的治療指的是「根本治療」，而不是單純減輕疼痛的治療。

---

退化性膝蓋關節炎的原因與早期症狀

• 原因：老化帶來的關節變化、體重超重、肥胖、軟骨或半月軟骨（半月板）損傷、骨質疏鬆症、膝蓋附近骨骼疾病、肌肉弱化、關節神經受損和遺傳基因等等。

• 症狀：上下樓梯時，膝蓋會痠痛，如果沒特別外傷，那就是軟骨損傷的徵兆。

---

「60 歲以上的人屬退化性關節炎高發病族群！」

這句話是各種機關的報告書、醫院的關節疾病宣傳文裡時常看到的內容。膝蓋使用頻率愈高，「軟骨」磨損率愈高，因此年紀愈大的人，軟骨磨損率自然愈高。由此可知，退化性關節炎最常發生在 60 歲以上的銀髮族身上。

如果我們能學會正確使用膝蓋的方式，不要說 60 歲，就算年紀再大也能一輩子用自己的關節生活。不過能用原生關節活一輩子的情況在高齡者身上相當罕見。不是說膝蓋只有些許疼痛，尚可忍耐，或者是完全不覺得膝蓋痛，就代表軟骨一點事都沒有。60 歲以上的人，縱使沒有任何病癥，也要想著軟骨正在退化才行。

在軟骨受損之前，不能鬆懈的我們該作些什麼好？在此，我們必須思考一下為何退化性關節炎會被稱之為 60 歲以上的人的慢性關節疾病。

受慢性膝關節炎所苦的患者，「治療過程」的痛苦之處幾乎相仿。每當患者疼痛異常的時候，會靠藥物、注射或物理治療撐過疼痛，然後恢復正常的生活。等到下次疼痛發作，患者又再靠藥物、注射或物理治療撐下去。

大多數的 60 歲以上患者偏好這種治療方式。實際上，接受好幾年治療卻無法擺脫疼痛一再發生的人不在少數。像這樣，只靠著一再重複的疼痛治療支撐，長時間拖延「治療過程」，終演變成慢性疾病。

我們必須思考治療的真正意義。不是每種病的情況都會一樣，不過每一個患者都希望自己的病能「完治」。當然，這不代表患者接受軟骨「根本治療」能百分百達到完治效果。

「軟骨」沒有神經細胞，也感覺不到疼痛，加上沒有血管，受損後無法自行復原。為了彌補軟骨的缺點而採用的軟骨再生治療法就是「根本治療」。

「根本治療」的概念，與其看成是以「完治」為目的的治療，想成是為了治療退化性膝關節炎，幫助「延長關節壽命」的治療更為適當。雖然和一次性摘除腫瘤的手術不同，不過患者靠著自體幹細胞，能幫

助軟骨增生。儘管需要數年的時間，但只要患者需要增生軟骨時，都可以靠幹細胞進行人為增生。

目前沒有任何療法能夠阻止我們的軟骨缺損，不過我們能用幫助軟骨增生的療法，延長關節壽命。對於不可能自體再生的軟骨，用相對而言簡單的方法能達到這種效果，是件多麼慶幸的事。現在的 60 多歲的人能用原生關節生活的機會大於 70 多歲的人，而即使年過七旬，只要稍微保留自體軟骨，也有機會靠原生關節生活。

說著「沒關係」的 60 多歲族群，必須牢記的膝蓋 5 誡命

1. 損傷的軟骨無法增生。
2. 雖然軟骨無法自體增生，不過可以透過「根本治療」達成人為增生。
3. 僅憑壓抑疼痛的疼痛治療不可能使軟骨再生。
4. 唯有「根本治療」才能阻止退化性膝關節炎演變成慢性疾病。
5. 絕對不要對軟骨耗損掉以輕心！

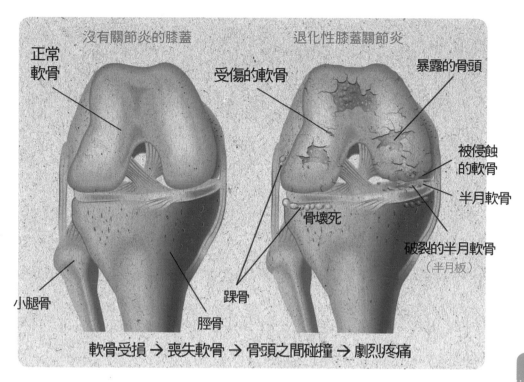

沒有關節炎的膝蓋　　　　退化性膝蓋關節炎

正常
軟骨

受傷的軟骨

暴露的骨頭

被侵蝕
的軟骨

半月軟骨

骨壞死

破裂的半月軟骨
（半月板）

小腿骨

踝骨

脛骨

軟骨受損 → 喪失軟骨 → 骨頭之間碰撞 → 劇烈疼痛

## 預防疼痛，軟骨就能生存！退化性關節炎的三階段

　　退化性關節炎按軟骨受損程度可以分成早期、中期及末期三階段。各個階段適用的療法不同，但都必須以減緩疼痛和幫助軟骨再生的根本治療作為主要療法。

　　「早期檢查」是退化性關節炎的核心關鍵。因為藉由早期診斷發現罹患退化性關節炎時，患者的病情還處於早期或中期，可以用幹細胞治療療法幫助軟骨增生，要是錯過就醫的黃金時機，直至末期才發現罹病，屆時患者就得考慮動人工關節手術。

實踐改善不良生活習慣也能延遲病情演變成退化性關節炎的速度。雖說老化是退化性關節炎的主因，不過不良的生活習慣、外傷、衝擊、骨質疏鬆症、體重過重、肥胖、運動量不足和超過負荷的運動強度等，都是關節致病因素，我們在生活中要多留意這幾個要點。

**早期** 患者在上下樓梯的時候，膝蓋會刺痛。在關節炎早期階段，患者的軟骨只有些許磨損，這時候只要關節沒有外傷或受到衝擊，靠著藥物、注射和物理治療等各種保守療法，就能有效緩解患者的疼痛和發炎反應。在此時期再加上幹細胞治療，幫助軟骨增生，患者便能維持正常生活。此外，以適當的運動強度為前提，患者不斷地從事能強化腿部肌肉的肌肉強化運動，並且施行冷熱敷法也有助緩解疼痛。

**中期** 患者坐下起立時、盤腿坐時、變換坐姿時、走路時、下樓梯時等等，各種特定姿勢會覺得膝蓋疼痛，又或者是走很多路或運動後的膝蓋會出現腫脹症狀。相較早期，退化性關節炎中期患者的軟骨損傷較嚴重，會引發軟骨附近關節部位的問題，特別是半月軟骨（半月板）破裂會使其附近的軟骨受損更嚴重。由於在此一時期患者的膝蓋疼痛感加劇，已經不適用旨在緩解疼痛的藥物、注射和物理治療等的保守療法。當退化性關節炎的症狀已經進入中期之後，在更遲之前，患者要儘快接受軟骨增生治療。

**須立即接受診斷的膝蓋症狀**

1. 膝蓋疼痛症狀持續 6 個月以上。
2. 膝蓋莫名腫脹。
3. 更換膝蓋姿勢或盤腿坐的時候，內側膝蓋會有疼痛感。
4. 上下樓梯時，膝蓋會嚴重疼痛。
5. 膝蓋出現緊繃腫脹的症狀。

**末期** 患者的疼痛程度已經妨礙到日常生活起居，腿型也變成了「O型腿」。退化性關節炎末期患者的軟骨耗損程度，已經到了骨頭和骨頭完全貼合，患者需要考慮進行人工關節置換手術。

60 歲以上即便沒有特別受傷的經驗，一樣會有膝蓋疼痛的症狀。膝蓋疼痛症狀正是退化性關節炎的「異常信號」，所以患者不可以忍痛或是不予理會。最重要的就是，當患者受傷膝蓋受到衝擊或提重物行走、膝蓋重重撞到某處時，不要遲疑，必須馬上就診。遇到上述這些情形，患者軟骨損傷的嚴重程度遠勝過骨折，暫時緩解疼痛的保守療法是無法解決的，必須要以根本治療為主力療法，以緩解疼痛及發炎反應，使軟骨增生。

 **重點概要**

如今是百歲世代，用原生關節生活的方式就是不要對疼痛睜一隻眼，閉一隻眼，把根本治療當作是最主要的療法！

4

軟骨損傷

# 讓退化性膝關節炎
## 提前發生的「危險因素」

　　一般而言，退化性關節炎的病程是因老化而持續的損傷所致。然而，過度使用膝蓋，或因衝擊和外傷造成的膝關節與關節附近組織受損，也會加快膝蓋退化速度。除此之外，還有很多其他的誘發退化性關節炎的因素，以下是幾項我們必須特別留意的因素。

### 肥胖

　　膝蓋是不穩定的構造，也是要承受全身重量的部位，儘管我們一動也不動，膝蓋仍舊承受著全身重量帶來的壓力，而當我們走路或跑步的時候，那股壓力會加大。因此肥胖的人和相對較瘦弱的人擺出相同的姿勢，前者的膝蓋荷重會大於後者，而減輕 1 公斤能減輕 3 倍膝蓋承受的壓力。

❖ 40 多歲女性肥胖而體重過重者約占 25.7%；50 多歲的女性平均過重者則占 37.3%；60 多歲的女性平均肥胖率更上升為 42.7%。退化性膝關節炎好發於 50 多歲之後的人身上，如此看來，退化性膝關節炎罹病因素不能說與體重完全無關。

## 腿型不正

「O型腿」和內八被歸類為「腿型不正」，也就是人站著的時候，腿型呈現「O形」。兩腿膝蓋之間的距離在5公分以上，就能診斷為「腿型不正」，正式稱呼是「膝內翻」。

雖然有人是天生的腿型不正，但多數人是後天因素造成，像是翹二郎腿、站三七步、走路內外八、穿高跟的鞋子等等各種生活習慣所導致。

人們靠小腿的脛骨（下腿骨）筆直支撐才能站著，大腿的股骨（大腿骨）朝著地面的那一端會稍微向大腿內側傾斜。膝關節介於脛骨和股骨之間，如果個體活動起來，則內側膝關節負重會增大，所以內側軟骨很容易受到磨損。腿型之所以看起來不正，皆因此故。

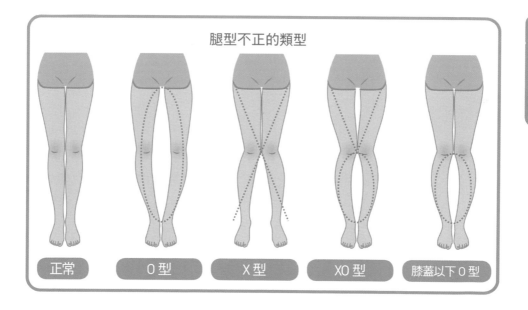

腿型不正的類型

| 正常 | O型 | X型 | XO型 | 膝蓋以下O型 |

為了分散內側膝蓋的負重，我們必須要改正錯誤的姿勢。如不改善，腿型會變彎，對膝蓋施加的外力會加倍集中於內側軟骨，加速軟骨損傷速度。為了預防這種事發生，選擇鞋子非常重要。還有更年期之後引起的骨質疏鬆症也會加速「腿型不正」與其他骨頭的變形，所以我們要多保健骨頭健康。

❖ 韓國江南延世友愛醫院團隊針對「更年期和腿形角度變化相關議題」進行了調查。調查取樣對象為關節炎疼痛的 41 至 60 歲的 200 位女性住院患者，根據這些樣本數拍攝膝關節放射影像，調查股骨和脛骨的角度傾向。

調查結果說明，更年期停經前女性的股骨和脛骨靠攏平均角度為 5.8 度，而停經後女性股骨和脛骨靠攏平均角度為 6.9 度。由此可知，以「更年期」為標準，女性在更年期停經前後，股骨和脛骨靠攏的角度會出現變化。換言之，「更年期」和「雙腿角度變化」有關。

## 不良姿勢

如果我們盤腿坐在書桌前，膝蓋承受的壓力是站立時的 2 倍以上。背小孩、提重物、步行或跳躍、跪地擦地板等的姿勢也會對關節施加外力，使得膝軟骨受傷。這些不良姿勢都是加速膝關節退化的危險因子。

## 家族病史

有報告顯示退化性關節炎會受到遺傳基因影響。美國猶他州立大學

研究結果指出，在直系親屬中，如有家人因退化性膝關節炎動過人工關節手術，則其他家人接受人工關節手術的可能性提高了 2.6 倍。

　　雖然我們必須留意遺傳因子，不過若以此研究結果為依據，說膝關節炎和「癌症」相同，「家族病史」是常見膝關節炎罹病的原因則太過牽強。如果父母是退化性關節炎患者，因為子女很可能和父母有著相同的生活習慣，所以子女得格外注意。總而言之，假如我們有某位直系親屬是退化性關節炎患者，就必須多加觀察自己的關節狀態。

　　綜上所述，退化性關節炎確實有被歸類到「生活習慣疾病」的理由。我們必須要多加「管理」。基於此種意義，預防退化性關節炎的秘訣就是，維持適當的體重、採取正確的生活姿勢，與持續地進行肌肉強化運動。

 **重點概要**

由於膝軟骨一受傷就難以恢復原本的狀態，所以我們必須謹記膝蓋的預防保健是預防退化性膝關節炎的重中之重。

# 問答錦囊：
# 讓軟骨再生的幹細胞療法
# Q&A

**Q** 我是 57 歲的主婦。膝蓋時痛時不痛，這是退化性關節炎嗎？還有我很擔心我的軟骨受傷了，正在煩惱該去哪家醫院看診。

**A** 膝蓋用愈久，軟骨就會變得愈弱。某方面來看，軟骨退化是年歲增長的自然現象，不過我們不能「忍痛」過生活。最重要的是，軟骨受損會妨害我們的行動，造成日常生活的不便。

軟骨受損的最大問題就是，我們很難早期發現。軟骨沒有神經細胞，所以我們要花很長一段時間才會感到疼痛。大部分接受治療的患者都是已經罹病好一陣子。因此就算不是持續性的疼痛，我們也要盡早透過醫院檢查，掌握軟骨受傷程度。而早期檢查是確認軟骨狀態的良好對策。

早期發現，早期治療，對任何疾病來說都是好的。如果經醫生確診為退化性關節炎，那麼患者就要透過醫院檢查結果，確認軟骨損傷程度，之後接受有助「軟骨再生」的療法。

然而，有些醫院主要施行的不是幫助軟骨再生的療法，而是暫時性緩解疼痛的療法，所以好的方法是，患者在接受治療之前，事先了解

清楚每家醫院的主要療法，再選擇醫院。患者選擇自己信任的醫院，是治病過程中最重要的部分。

> **Q** 我是 59 歲的主婦。之前膝蓋太痛了，所以去醫院作檢查。醫生說我是退化性關節炎早期，正在邁向中期。我受到了很大的打擊，我一直以為離罹患退化性關節炎「還很早」。醫生說我要作幹細胞治療和腿型矯正手術。想到要做兩種手術就覺得很可怕。我一定要作腿型矯正手術嗎？

**A** 腿型矯正手術的目的不是單純遮醜。如果雙腿一直處於彎曲狀態，膝關節內側會因為受力不均，身體容易摔倒。況且腿型不正，60% 的體重重量直接加諸於膝蓋內側關節上，膝關節的負擔自然變大，結果加速軟骨磨損和關節退化。

另外，「腿型不正」會讓雙腿支撐骨盆的力量失衡，引起骨盆底部肌肉鬆弛無力、脊椎變形、肩膀痠痛等的各種關節與骨骼疾病。

腿型矯正手術的目的是改善朝內側傾斜的腿，使其伸直，並且幫助承受全身重量的膝蓋保持穩定。換言之，腿型矯正手術是一種能分散膝關節承受的壓力，減少疼痛，盡可能地減少軟骨損傷，延長關節壽命的療法。所以幹細胞軟骨再生手術和腿型矯正手術雙管齊下，能有效保留患者的原生關節，使受損的軟骨增生，患者也能盡早回到正常的日常生活。

**4**

軟骨損傷

**Q** 我是 65 歲的女性。我的朋友曾經是退化性膝關節炎中期患者。那位朋友說自己接受幹細胞治療，增生軟骨，現在幾乎一點都不痛，膝蓋變得很正常。不過那位朋友好像太過迷信幹細胞療法的成效，反而讓我很難相信幹細胞治療的療效。幹細胞治療真的能增生軟骨嗎？

**A** 「軟骨再生手術」是近來積極推廣的一種療法，以軟骨「再生」為概念，在患者所有的原生軟骨耗損之前，利用剩餘的軟骨增生新軟骨。現有的「軟骨再生手術」只用在患者軟骨受損範圍較小（1 至 4 平方公分）的情況。由於治療範圍有限，不適用於退化性關節炎中期以上的患者，或是原生軟骨還剩一大半的高齡患者。近來使用的「幹細胞軟骨增生」是按軟骨損傷程度作調整的特別療法。縱使軟骨損傷的範圍像是約 10 平方公分的千元韓圜鈔票大小，也能治療，所以退化性關節炎中期以上的患者也能充分享受治療成效。

**Q** 我是 41 歲的女性。聽說減重對關節好，所以我一年前開始練瑜珈。不過從 2 個月前，我只要一作瑜珈動作，膝蓋就會刺痛，於是我去醫院接受檢查，醫生說我的半月軟骨受傷了。請問我要接受什麼治療才能有效治療受傷的半月軟骨呢？

**A** 某些運動的姿勢會加重膝蓋的負擔，使得半月軟骨受傷。這種情形在 20 歲至 30 多歲的年輕人身上也很常見。而 40 多歲的人的半月軟骨彈性會急遽下滑，超出自身負荷的運動量不用多說，就連輕輕

的碰撞也會使半月軟骨破裂。

　　在半月軟骨破裂的情況下，患者不管是等待軟骨自然地康復，或是接受藥物、注射等的保守療法，通常療效不大。半月軟骨（半月板）再生手術的目的是，減少疼痛和骨與骨之間的摩擦，預防退化性關節炎，盡可能保留原生關節。

　　在半月軟骨再生手術時，醫生會透過關節內視鏡，觀察半月軟骨破裂的程度與模樣，以及受傷的部位。一般最常見的半月軟骨再生療法有軟骨縫合手術、軟骨切除手術和軟骨移植手術。不過比起「軟骨移植」，「幹細胞」移植不限於患者年齡與半月軟骨損傷程度，且無排斥反應，能減少患者疼痛症狀，促使軟骨再生，實屬更有成效的療法。

**Q** 家母 71 歲，她想要動幹細胞軟骨再生手術。醫生也說幸好母親不是膝關節炎末期患者，贊成她動這個手術。醫生說會從我媽的腹部抽取幹細胞。請幫我了解動幹細胞手術的相關知識吧。

**A** 軟骨再生療法使用的幹細胞大致分成三類，從患者本人的骨髓，或是脂肪，或是他人的臍帶血抽出幹細胞後，再行注射到患者受損的軟骨中。

　　首先，「骨髓」幹細胞是從患者的骨髓組織中抽取的；「脂肪」幹細胞是從患者的臀部或大腿或是腹部抽取出的；他人「臍帶血」幹細胞是從他人臍帶血抽出的幹細胞分化出的間質幹細胞。

　　「自體幹細胞」療法的優點是幾乎沒副作用。最重要的是，幹細胞療法術後恢復速度快，患者能快速回到日常生活步調。對高齡患者來說，更能減少術後併發症的風險。

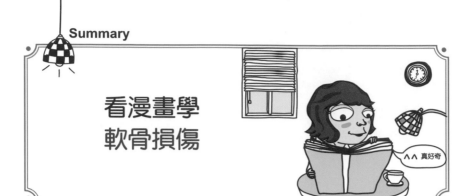

Summary

看漫畫學
軟骨損傷

^^ 真好奇

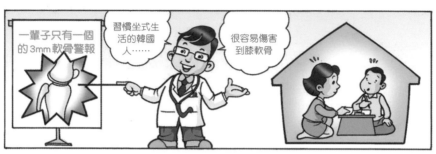

一輩子只有一個
的 3mm 軟骨警報

習慣坐式生
活的韓國
人……

很容易傷害
到膝軟骨

厚度只有 3mm 的膝軟骨非常
脆弱，再加上不穩定性高的腿
骨結構，所以很容易受傷！

軟骨是很容易
受傷的部位！

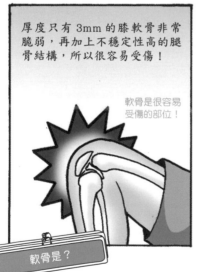

平常應該要小心一點的～
太晚去治療，身體居然
變成了這樣……

為什麼軟骨會
裂掉呢？

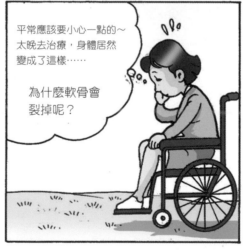

軟骨是？

軟骨只要受損一次就很難再生，
初期症狀多不明顯。
所以需要日常預防和管理！
另外也得多加注意會造成膝蓋負擔的生活習慣。

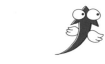

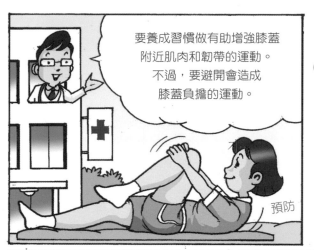

要養成習慣做有助增強膝蓋
附近肌肉和韌帶的運動。
不過，要避開會造成
膝蓋負擔的運動。

預防

因為激烈的運動造成軟
骨損傷的 20 多歲到 30
多歲的年輕患者術逐漸
增加！

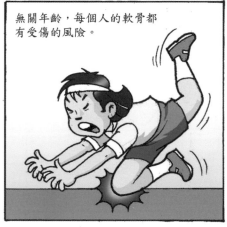

無關年齡，每個人的軟骨都
有受傷的風險。

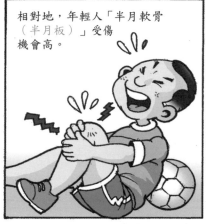

相對地，年輕人「半月軟骨
（半月板）」受傷
機會高。

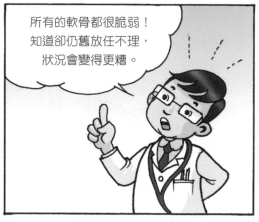

40 歲至 50 多歲的人要
改掉不好的生活習慣。
肥胖也會造成軟骨傷害，
所以體重控制很重要！
尤其是主婦做家事的時候，
很常會傷到軟骨！

所有的軟骨都很脆弱！
知道卻仍舊放任不理，
狀況會變得更糟。

軟骨損傷

4

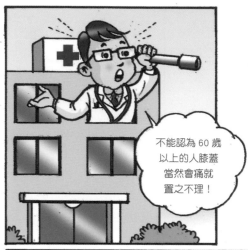

60 歲以上的人大多等到
痛得受不了才就醫。
不要等到軟骨磨損到消失，
或是只接受暫時性的疼痛治療，
要考慮「根本治療」。

不能認為 60 歲
以上的人膝蓋
當然會痛就
置之不理！

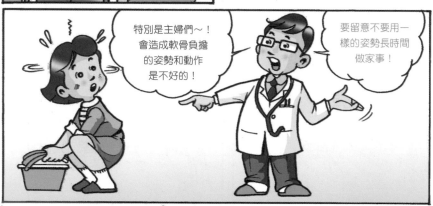

特別是主婦們～！
會造成軟骨負擔
的姿勢和動作
是不好的！

要留意不要用一
樣的姿勢長時間
做家事！

在百歲世代，好好管理自己的
關節，是預防疼痛的根本治療
的中堅主力。

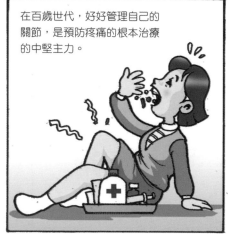

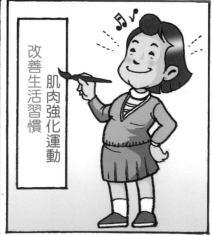

改善生活習慣

肌肉強化運動

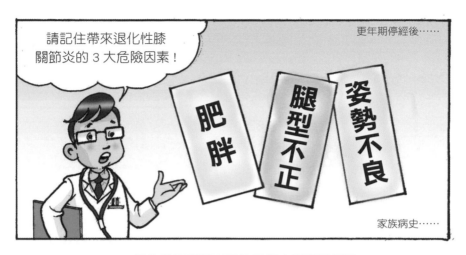

退化性膝關節炎因軟骨傷害程度的進程

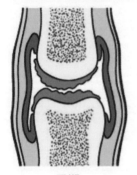 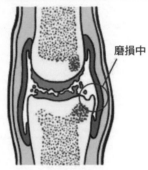 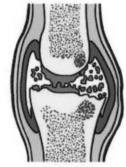

早期

軟骨摩損使得骨關節柔軟的部分逐漸消失，產生炎症與疼痛。

中期

軟骨摩損程度增加，因骨頭壞死造成骨頭突起，疼痛增加，持續腫脹 3 週以上。

末期

軟骨幾乎缺損，骨頭和骨頭直接摩擦。疼痛程度極其嚴重。

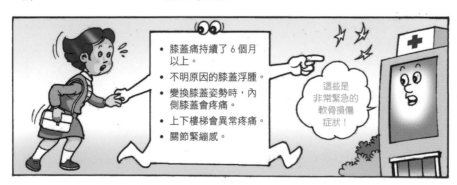

大家好奇自己現在的膝蓋狀態嗎？

如果大家正擔心自己是不是正處於關節炎早期、

中期，或是末期的狀態，那麼就得檢查自身膝軟骨的變化才行。

其實退化性關節炎早期看不出徵狀是一個大問題，

所以我們需要更留意哪些姿勢會造成膝蓋疼痛。

因為不同的有效療法適合不同的關節炎病期。

接下來為了能長久使用我們的關節，比起觀察，

是各位該了解醫院有哪些膝關節炎治療法的時候了。

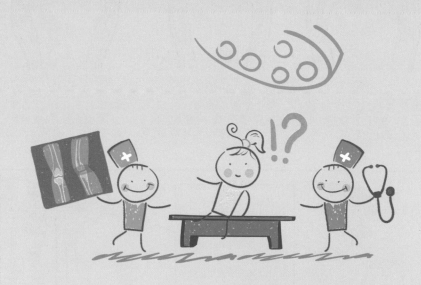

## Chapter 5

# 幹細胞

## vs

# 人工關節

# 好好了解就不會恐懼

「下雨了嗎……」

　　小時候的我傻呼呼地相信奶奶有預知未來的能力，長大後知道這是奶奶的膝蓋有預知天氣的能力。大氣壓的變化會導致降雨，關節腔內的壓力會隨氣壓變低而增加，影響關節周邊細微神經。

　　過去，有著預知天氣能力的奶奶們會在退化性關節炎變得更嚴重之前，撒手人寰。但也許活在百歲世代的我們要帶著這份能力活上很長一段時間。活得愈久，要拖著我們退化的身體生活的時間就愈久。今時今日，退化性關節炎已經成了一般常見疾病，也是要長時間管理的慢性疾病。

　　膝蓋從何時開始退化的呢？大部分的人，如果在年輕的時候沒受過外傷或其他傷害，膝蓋會明顯出現退化症狀的在 50 多歲或是 60 多歲時候。這裡說的「症狀」就是「疼痛」。

❖ 「退化性關節炎」是保護膝關節的軟骨與形成關節部位的骨頭和韌帶受損，進而產生疼痛和發炎反應的關節疾病。通常人們的關節會因老化逐漸受損，但由於膝蓋是高頻率使用的身體部位，時常因衝擊或外傷而加速退化。此外，肥胖、停經、運動量不足或超過，也是催化退化性關節炎的要因。

「退化性關節炎」要注意的地方是膝蓋的「軟骨」。膝軟骨是有著 3 至 5 mm 厚度的軟骨，包覆著骨頭末端。這塊薄薄的軟骨除了保護骨頭，還能吸收關節受到的衝擊。我們可以藉由這個軟骨的變化窺見退化性關節炎的病理進程。

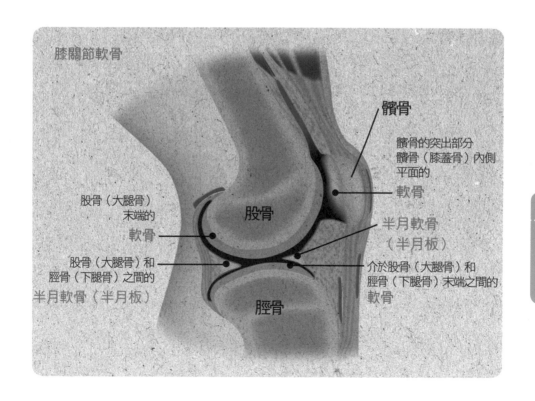

膝關節軟骨

髕骨

髕骨的突出部分
髕骨（膝蓋骨）內側
平面的
軟骨

股骨（大腿骨）
末端的
軟骨

股骨

半月軟骨
（半月板）

股骨（大腿骨）和
脛骨（下腿骨）之間的
半月軟骨（半月板）

介於股骨（大腿骨）和
脛骨（下腿骨）末端之間的
軟骨

脛骨

5

關節治療

換言之，「軟骨」扮演著膝蓋軟墊的角色，透過它的受損程度能辨別退化性關節炎進展到何種「階段」，階段愈高，「疼痛」愈嚴重。

　　退化性關節炎早期往往無特別病徵，即便患者擺出某個特定姿勢會出現疼痛症狀，但通常忍一下就過去了，所以大部分的患者會忽視不理。

　　等到退化性關節炎進入中期，患者的關節活動之際，疼痛會較早期加劇。當軟骨磨損程度愈嚴重，則不管患者是否有動到關節，都會一直感到疼痛。因此患者會減少關節活動範圍，但膝關節附近部位仍會產生浮腫與觸痛感。假如退化性關節炎病程進入末期，由於軟骨已經耗損殆盡，患者每一次的行動都會導致骨頭和骨頭之間直接的擦撞，此時患者的關節非但會發出摩擦聲，還伴隨嚴重的疼痛症狀。

　　「退化性關節炎」的病理進程是循序漸進的，早期和中期的病情反覆，造成許多人的誤解，以為退化性關節炎是老化帶來的自然變化，錯過了治療黃金時機。

　❖ 老化雖然是增加退化性關節炎的發病風險因子，但本書也一再強調「老化」本身並不是退化性關節炎的原因。

　　退化性關節炎治療不能完全制止「關節軟骨退化」，就像人不可能讓歲月倒流，阻止老化一樣，我們也不可能完全地阻止「軟骨老化」。

### 退化性膝關節炎的病理階段

- 早期：軟骨磨損，膝關節柔軟部位逐漸消失，產生發炎反應與痛感。即便無特別徵狀，但患者在採取特定姿勢時就會感到疼痛，而伸展彎曲的膝蓋或是坐下起立的時候，會有劇烈疼痛。有時候患者會感到膝蓋隱隱作痛，但痛感稍縱即逝。

- 中期：軟骨磨損程度比早期嚴重，受損的骨頭逐漸變得彎曲，患者每次行動的痛感都會加深。行走的時候會痛，膝蓋疼痛和腫脹持續 3 週以上，使患者行動不便。還有患者因疼痛導致膝蓋難以彎曲、伸直，且逐漸變成「O」型腿。

- 末期：軟骨幾乎磨損到消失，骨頭與骨頭直接碰撞，痛感強烈。患者出現關節緊繃感，大量出現的關節液也造成關節嚴重。劇痛讓患者無法行走，即便一動也不動也會覺得痛，夜晚輾轉難眠。另外，患者的膝關節會向外凸出，關節模樣變形。

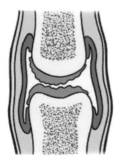 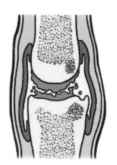 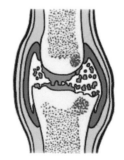

5

關節治療

因此，事先了解退化性膝關節炎的治療目的與病理特性是非常重要的，這樣我們才能應對逐漸加深的疼痛，提高情緒穩定性。另外，患者們不要只接受本著減輕疼痛為宗旨的疼痛治療，要採取積極行動。改善生活習慣有助加速恢復關節機能，消滅生活不便。

假如關節病理進程已經進入了中、末期階段，患者在考慮手術療法之餘，也要積極接受術後復健治療和運動。這個階段的治療目的不僅是減緩患者疼痛，也有助患者維持正常生活起居。

配合退化性膝關節炎病情階段的不同療法

- 早期：保守療法（運動療法、藥物療法、注射療法）與自體幹細胞軟骨再生手術。
- 中期：關節內視鏡手術、微骨折手術、腿型矯正手術、自體幹細胞軟骨再生手術等等。
- 末期：人工關節置換手術。

 **重點概要**

關節炎病理進程由軟骨損傷的程度作區分，患者不能只接受暫時性的緩解疼痛治療，要透過根本治療，才有可能恢復日常生活與關節機能。

# 超越疼痛治療的更深層意義

「您現在是否因為膝蓋痛，導致膝蓋的活動範圍縮小呢？」

在膝蓋痛患者當中，因為疼痛限制了膝蓋活動範圍的患者不在少數。即便如此，有很多患者只要不痛的時間變多，就會自我安慰：「啊，我應該不是關節炎。只是年紀變大了才這樣。」但本人明明已感知膝蓋行動的不便。

其實有很多關節炎患者都有類似的經驗，尤其是採取特定姿勢就會感到膝蓋痛，但只要膝蓋疼痛症狀一好起來就會延遲就醫。

其實，早期膝關節炎沒有顯著病徵是最大的問題，患者通常會等到發現就連休息也無法使疼痛好轉才就診。在那段時間內，患者的關節已經快速惡化，關節炎進程邁入中、末期。感嘆自己錯過就醫時機的患者出乎意料地多。

儘管膝蓋關節炎大多源自於年紀大了帶來的膝蓋退化現象，但不代表年經人就能高枕無憂。許多患者明明年紀不過 30 歲到 40 多歲之間，

卻因不理會軟骨與構成關節的骨頭及韌帶的傷害，最終急速演變成膝關節炎。

　　大部分的人不清楚「炎症」會使膝關節更加惡化，而漠視膝關節炎早期的「疼痛」信號。雖說膝關節療法比我們預想得要多，但各種療法成效受限於膝關節的軟骨狀態是早期、中期還是末期的狀態，意即也許有患者對幹細胞療法的軟骨再生成效心懷期待，不過很可能他能動的手術只剩下人工關節置換手術了。

　　我們必須事先了解醫院有哪些膝關節炎療法，這樣才不會錯過治療時機，並且懂得選擇適合自身病理進程的有效治療，讓膝蓋能更加健康，延長膝蓋使用壽命。

　　相較以往，現今人類已經發展出各式各樣的膝關節炎療法，讓許多患者受惠並得以重獲新生，但仍有許多患者因錯過就醫時機，享受不到醫學技術發展的好處。這是醫生們的憾事之一。

　　不曾親身經歷關節炎疼痛的人不會知道日常生活活動範圍不受疼痛侷限，且能擺脫疼痛是多大的幸運，所以請各位記住，緩解膝蓋「疼痛」的治療意義重大，並非表面如此單純。

## 依循膝關節炎的病情程度施行的特殊療法種類與特性

| 療法名稱 | 治療時期 | 治療範圍 | 治療內容 | 特性 |
|---|---|---|---|---|
| PRP 注射 | 關節炎早、中期 | 軟骨損傷範圍低於 4 平方公分時 | 把血液中分離出的血小板注射到軟骨中 | • 1 週 1 次，需要 3 次療程<br>• 1 個月後可以看出手術效果，效果可持續約 12 到 18 個月 |
| 微骨折手術 | 關節炎中期 | 軟骨損傷範圍低於 2 平方公分時 | 利用在損傷的膝蓋下方骨頭鑿小孔造成的血凝塊填補軟骨缺損處 | • 軟骨功能可恢復約原本機能的 60% |
| 自體軟骨移植 | 關節炎中期 | 軟骨損傷範圍低於 5 平方公分時 | 取下非損傷部位的軟骨進行移植 | • 有可能傷害到被取下的軟骨移植部位 |
| 自體軟骨細胞移植 | 關節炎中期 | 軟骨損傷範圍低於 5 平方公分時 | 抽出及培養自體軟骨細胞，移植到受損部位 | • 施術兩次<br>• 幾乎沒有副作用 |
| 人工關節 | 關節炎末期 | 適用於軟骨損傷範圍嚴重時 | 金屬或陶瓷等造成的人工關節置換 | • 可以使用的壽命約 15 年到 20 年<br>• 適合難以行走的末期關節炎患者 |
| 自體幹細胞軟骨再生 | 關節炎早、中期 | 軟骨損傷範圍介於 2~10 平方公分時 | 採集自體幹細胞，注入受損的軟骨 | • 使用自體幹細胞幾乎無副作用<br>• 能治療的損傷範圍大<br>• 再生的軟骨和原生軟骨相仿 |

5

關
節
治
療

# 不是新東西卻是必須，

## 「幸運的幹細胞」

　　每個人都會老，皮膚會出現皺紋，頭髮會變白，同樣地，膝蓋也不可能抵抗老化。

　　比較 20 多歲的女性和 60 多歲的女性走路步伐就能發現箇中差異。後者彎腰駝背和前者抬頭挺胸的走路姿勢，人人都能一眼看出不同。

　　我們看 20 多歲的女性走路的時候，會覺得她們的膝蓋沒什麼大動作，但是當我們看 60 多歲的女性走路的時候，會覺得她們的膝蓋緊貼或是有嚴重彎曲的 O 型腿。究竟 20 多歲的女性和 60 多歲的女性的關節有何差異？流逝的歲月帶給關節何等變化呢？

　　我們透過兩名女性的膝蓋 X 光片，比較下立即能看出顯著差別。20 多歲的女性的骨頭與骨頭之間的間距約維持在 5 公厘，不過 60 多歲的女性的骨頭與骨頭之間的間距極度狹隘。如果放任不理，後者的骨頭和骨頭間距極可能完全消失，當骨頭和骨頭碰撞在一起時，後者便進入了有著強烈痛感的關節炎末期。

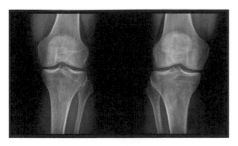

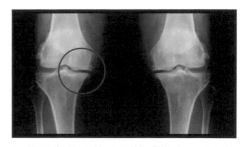

▶ 骨頭與骨頭的間隔維持在 5 公厘左右

▶ 骨頭與骨頭的間隔整體變窄，內側最為嚴重

　　骨頭和骨頭像這樣貼在一起，會帶來劇痛，而患者走路的時候痛感會更加嚴重。這時候靠著單純的藥物療法，不能讓患者的痛感消失。在過去，人工關節置換手術是患者唯一的解決對策，現在已有大大改變。

　　在膝關節炎早期或中期時，患者的原生軟骨或多或少會有剩，這時尚可藉由能促使軟骨增生的「幹細胞」療法，預防骨頭和骨頭之間的間距繼續變窄。今時今日，只有在醫生判斷軟骨再生手術也不可行之時，才會施行傳統最終療法——人工關節置換手術。

　　過去當患者軟骨受損，變成 O 型腿時，人工關節置換手術是患者的最佳選擇。藉由在患者體內放入人工關節，能夠取代磨損的原生軟骨，制止彎曲的骨頭持續摩擦，恢復患者行動自由。

　　那麼現在呢？醫生會視患者的軟骨損傷範圍與程度，決定使用哪一種療法，患者不一定要選擇人工關節置換手術也沒關係。話雖如此，但還有很多關節炎患者至今仍不了解什麼是「幹細胞」療法，光靠藥物和注射療法硬撐，直到撐不下去，不得不接受「人工關節」置換手術。

患者撐到了只能動人工關節置換手術時，意味著患者和疼痛早已經歷長達數年的戰爭。為了讓更多患者能擴充關節炎療法的選項，享受幹細胞療法帶來的好處，我們必須掌握下述內容。

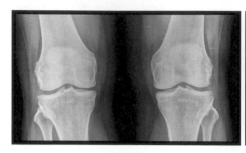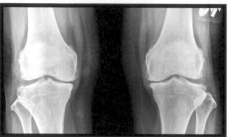

▶ 左圖是退化性膝關節炎早期症狀的 X 光片，右圖是退化性膝關節炎中期症狀的 X 光片。

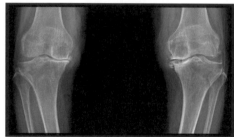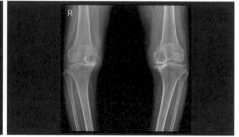

▶ 上圖是退化性關節炎末期症狀 X 光片，且腿型不正。即關節炎愈嚴重，骨頭和骨頭之間的間隔變窄，致使行走時的腿變成了 O 型腿。

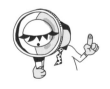 幸運的「幹細胞」療法

「幹細胞」療法適用於退化性膝關節炎早期和中期患者。人體幹細胞擁有使軟骨「復原」的能力，幹細胞療法便是利用這份能力「治癒」患者受損的軟骨，促使軟骨「再生」的治療方式。

「藥物療法」和「注射療法」主要目的是緩解慢性疾病的疼痛症狀，並非能整治疾病的根本療法。假如患者長期依賴這種緩解疼痛的療法，將無法阻止退化性膝關節炎的惡化，等到軟骨幾乎全部磨損，患者就進入了關節炎末期。有許多患者皆因如此，不得不面臨施行「人工關節」手術情形。

如果想阻止自身膝蓋軟骨被耗損殆盡，變成關節炎「末期」，首先我們要更深入了解能促使軟骨再生的「幹細胞」療法。也就是說，如果各位得了關節炎，轉換只倚賴「緩解疼痛治療」之想法至為關鍵。各位可以根據以下四個層面，好好去比較緩解疼痛治療法和幹細胞根本療法的差異。

① 費用：比較疼痛緩解療法長時間定期施打針劑的總費用，與屬於根本治療的幹細胞療法總費用。

② 時間：比較接受疼痛緩解療法之後疼痛好轉的時間，和接受幹細胞療法後疼痛好轉的時間。

③ 軟骨再生：比較僅有止痛效果的疼痛緩解療法，和幹細胞療法的軟骨再生效果。

④ 信賴度：患者各自接受上述兩種療法，比較自己對不同醫院和醫生的信賴度。若以緩解疼痛為目的的注射療法，即便患者的病情暫時得到好轉，但大部分的患者對醫院和醫生的信賴度低，容易造成換院或另尋醫生。這種頻繁換藥物及醫院的行為持續發生，不僅會造成數家醫院的「注射治療病歷」管理疏漏，也無法確實解決患者的疼痛問題，到最後患者只會陷入無限換院惡性循環。

相反地，患者在接受幹細胞療法之前，事先周全考慮，進行完所有檢查後再行選擇醫院和醫生。對於自己選擇的醫療團隊，患者的信賴度自然較高，在治療期間，患者能找到自己的專屬主治醫生。患者接受治療後定期檢查軟骨再生情況，享受療法成效。最重要的是，患者能確實了解何謂「治療過程中使用的幹細胞」。

針對以上四種層面進行比較時，人人都能看出該選擇哪一種療法。若患者處在仍猶豫軟骨是否已受損的關節炎初期，愈應選擇能促使「軟骨再生」的根本療法，替代緩解疼痛療法。

「軟骨再生手術」是患者的軟骨幾乎磨損殆盡，在病情惡化成退化性關節炎末期之前，讓患者剩下的軟骨增生以恢復機能的療法，而「幹細胞療法」比原先的軟骨再生手術又更上一層樓，是在現有的軟骨再生手術的基礎上，克服其限制的升級療法。接下來讓我們來更仔細了解幹細胞療法的特性。

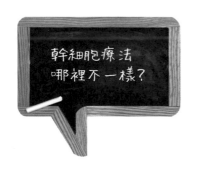

現有的「軟骨再生手術」不會用到幹細胞，並且能否動手術受限於患者軟骨受損程度。相反地，「幹細胞」療法不管患者的軟骨受損程度如何，只要在軟骨完全磨損殆盡之前，患者都能進行治療。

若能比較有限制的「現有的軟骨再生療法」和適用範圍較廣的「幹細胞療法」兩者差異，各位就能更清楚理解何謂「軟骨再生療法」。

## 現有的軟骨再生療法

微骨折手術：「微骨折手術」是患者軟骨損傷部位小於 2 平方公分時，醫生在患者骨頭上鑿出幾個小孔，從血液凝塊中分化出軟骨再生細胞，覆蓋軟骨受損部位的手術。「微骨折手術」主要以纖維軟骨進行再生，正常來說，只能修復 60% 的正常軟骨堅硬強度，所以術後復健相當重要。「微骨折手術」不適用在軟骨受損範圍大的情況。

* 微骨折手術是利用骨折時，讓骨折部位形成新骨的原理。醫生進行人工鑿孔或是在患者的骨折部位上使正常軟骨與新生軟骨結合，填補軟骨受損部位。

PRP 增生療法：「PRP（富含血小板的血漿）增生治療」是軟骨受損部位小於 4 平方公分，分離患者本身血液的血小板，注射進軟骨受損暴露的部位，因此也稱為「自體血小板增生療法」。PRP 增生療法使用的是患者自身血液，所以幾乎沒有副作用，不過患者 1 週必須接受 1 次注射治療，總共得接受 3 次注射療程，效果可以維持 1 年到 1 年半。

* 醫生一次抽出患者 20 ～ 40cc 血液，透過離心機分離出一百萬個以上的血小板，將其濃縮後，重新注入患者軟骨受損部位。
* 血小板富含多種生長因子，也就是說，血小板被注入患者受損的軟骨等部位，能實現「細胞增生」和「膠原蛋白生成」各種作用，阻止受損軟骨持續惡化。

PRF 增生療法

　　雖然過去「PRP 增生療法」主要使用液體狀的血小板，但近來也會施行注射凝膠狀的血小板的「PRF 增生療法」。「PRF 增生療法」是患者被麻醉後，在患者膝蓋鑿出不到 1 公分的孔，接著放入關節內視鏡用「PRF」包覆軟骨損傷部位。「PRP」跟「PRF」不同之處在於，後者患者需要局部麻醉，手術當天必須住院，而術後效果可以維持約 2 到 3 年。

　　自體軟骨移植：「自體軟骨移植手術」主要用在患者軟骨受損範圍小於 5 平方公分，是一種把患者自己的軟骨移植到受傷軟骨處的治療方式。移植使用的新軟骨是患者自己的膝蓋軟骨中非負重部分取下的。換言之，是取出患者健康的軟骨組織，用於修復軟骨缺損部位。自體軟骨移植療法的缺點是患者被移植的軟骨部位有可能會受損，優點是使用的是患者自己的軟骨，所以不會產生排斥反應。

*　取下骨頭和軟骨移植到受傷軟骨處是傳統的軟骨移植方式。由於移植用的軟骨是患者本身組織，移植時間愈長，被移植到受傷軟骨處的軟骨會變得更結實。

　　自體軟骨細胞移植：「自體軟骨細胞移植手術」跟「自體軟骨移植手術」一樣，主要用在軟骨受損範圍小於 5 平方公分的療法。「自體軟骨細胞移植手術」是取下患者自身正常軟骨的軟骨細胞，經過一定的時間培養後，將培養出的軟骨細胞移植到受傷軟骨處的治療方式。

此一療法使用了患者自己的軟骨細胞，所以不會產生排異反應或其他副作用。在成功移植的情況下，新生軟骨會與原生軟骨與關節結合，且無須擔心新生軟骨的使用壽命。

* 在「自體軟骨細胞移植手術」中，醫生利用關節內視鏡從患者正常軟骨中取出軟骨細胞，接著將該軟骨細胞實驗培養 2 到 6 週時間後，細胞數會增幅為數百倍。

* 過去「自體軟骨細胞移植手術」移植培養好的軟體細胞時造成的手術傷口約 20 公分，還有在手術過程中會動用骨膜，防止移植的軟骨細胞從受損部位滑落。

  經改善後，近來手術改採凝膠狀的軟骨細胞，補全了舊有手術問題。也就是說，移植的軟骨在移植後 3 分鐘就會變為凝塊，且手術傷口可縮減至 3 至 5 公分，手術時間也縮短至 30 分鐘左右。從 2004 年起至今，韓國江南延世友愛醫院已經替 190 名患者進行自體軟骨細胞移植手術，其中 65 名患者經 2 次內視鏡檢查後確認，移植的軟骨細胞存活率高達 9 成以上。

### 幹細胞療法

① 治療目的：患者透過軟骨增生，減少疼痛，且終生都能使用原生關節生活。

② 治療方式：幹細胞治療分成兩種，一種是受損軟骨範圍小的時候使用的「幹細胞增生療法」，和受損軟骨範圍大的時候使用的「幹細胞移植手術」。醫生也可在患者進行移植手術後再進行「幹細胞增生療法」，延緩膝蓋退化速度，幫助軟骨完全增生。

- 幹細胞增生療法：是一種直接把幹細胞注射進關節的治療方式。

幹細胞可以直接使用於受損軟骨，有效促使受損軟骨增生，抑制發炎及疼痛反應。

- 幹細胞移植手術：是當患者軟骨受損範圍在 2 至 10 平方公分時，患者接受麻醉後，醫生再利用關節內視鏡把幹細胞移植到受損關節內，使軟骨增生的治療方式。幹細胞移植手術使用的幹細胞大多取於患者自身，如有需要，也可以取自臍帶血。自體幹細胞移植手術幾乎沒有副作用，且新生軟骨和原生軟骨幾乎相同。手術時間約為 30 分鐘至 60 分鐘，只須住院 2 到 3 天。

③ 幹細胞療法：幹細胞療法分成取自患者自身的骨髓或脂肪的「自體幹細胞」和取自他人臍帶血的「異體幹細胞」。

* 從 2008 年 7 月至 2011 年 1 月為止，取自於患者同種異體臍帶血的成體幹細胞治療劑接受了 3 期臨床試驗，確認無副作用及異常反應。2011 年 1 月，經韓國食藥處許可列入一般藥品，大量生產。此外取自胎兒臍帶血的成體幹細胞沒有老化導致的缺陷問題，且因不是患者自體幹細胞，是用異體幹細胞所製造的，可期一定的品質和療效。

根據軟骨受損範圍施行的現有療法和幹細胞療法之間有明顯差異。現有療法主要用於軟骨受損範圍小於 5 平方公分，直接使膝蓋軟骨增生（微創手術）或是移植健康軟骨的移植手術（自體軟骨移植手術和自體軟骨細胞移植手術）。不論是軟骨增生療法或是移植手術，患者需保有 60% 以上的原生軟骨，療效不彰。在高齡患者方面，當病程進入關節炎中期之後，患者原生軟骨所剩不多，很難決定該不該施行這種療法。

# ● 關於關節內視鏡手術的疑惑 ●

通常幹細胞移植手術會使用關節內視鏡。「關節內視鏡手術」是把直徑 4 mm 大的微型攝影機和手術用具放入關節腔中，是能清楚看見關節內部進行治療的最先進療法。

大部分的關節炎患者手術都會使用到關節內視鏡，而在美國或歐洲有 1/3 的外科手術及 95% 的膝關節手術會使用關節內視鏡。

關節內視鏡手術傷口微乎其微，術後傷口復原快，手術時長約 20 多分鐘，術後無副作用，且恢復速度快，患者能快速回到正常的日常生活。一但醫生診斷有動手術的必要就能馬上施行，對於早期關節疾病的診斷和治療相當有用。

關節內視鏡不只用在手術上，也會用在作檢查或是想判斷病情進程的患者身上。雖然核磁共振（MRI）的準確度高達 90%，不過關節內視鏡能達到 99%。為了診斷的正確性，近來關節內視鏡的使用機率愈來愈高。

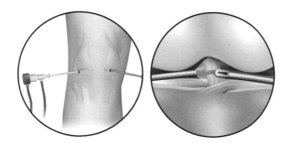

「幹細胞療法」不僅能改善上述缺點，增生軟骨也和原生軟骨差不多。再者，使用取自自體脂肪或骨髓，又或是胎兒臍帶血的幹細胞，不用擔心術後出現免疫排斥反應。最大優點是術後兩三日就能出院，恢復速度快。

❖ 江南延世友愛醫院附設「幹細胞研究所」曾實際試驗自體脂肪幹細胞療法成效。25 名接受自體脂肪幹細胞注射的退化性膝關節炎患者，術後疼痛指數較術前減少一半以上，並且膝蓋機能和活動指數分別提升了 65% 和 84%。核磁共振（MRI）拍攝結果也確認了軟骨增生的成效。此項論文研究結果發表於 2015 年 5 月加拿大蒙特婁召開的「國際軟骨再生學會」，並且也在 2012 年 12 月中國廣州「幹細胞國際學術會議」及 2013 年 3 月美國「骨科學會」上發表。

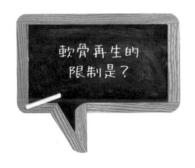

過去醫學界認為軟骨是無法再生的，後來發現軟骨可以再生，只不過有其限制，只要在患者自己的軟骨磨損殆盡之前進行治療，不管軟骨損傷範圍大小，都能使其增生。

當然「幹細胞療法」迄今未臻完善，不過軟骨增生能阻止退化性膝關節的發展進程，往後「幹細胞療法」還會繼續進步，這一點實在鼓舞人心。在關節炎早期，依照軟骨磨損程度和患者年齡，幹細胞療法的療效會出現明顯差異。幹細胞療法對於軟骨再生能力相對強的早期患者或小於 55 歲的患者極具成效。

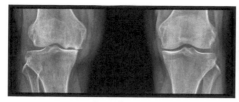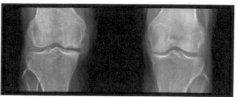

▶ 左圖是接受幹細胞治療前的 59 歲女性患者的關節模樣，右圖是接受幹細胞治療後的關節模樣。

　　相對地，軟骨受損範圍大或是患者年事已高，則大多數的軟骨再生會有困難。因此在患者的立場上來說，患者也必須準確了解各種療法，和醫生進行充分的事前溝通才行。

　　如果患者能在現有的療法中獲得充足成效，不一定要接受「幹細胞療法」也可以。若是「早期」退化性關節炎的情況，大部分軟骨會從「內側關節面」開始受損，醫生利用現有的「自體軟骨移植手術」就能減少患者的疼痛，阻止關節炎持續惡化。

　　不過對於軟骨受損範圍達到 5 平方公分，或是連膝蓋骨頭也罹患關節炎的患者來說，軟骨細胞已經不再健康，是以很難進行細胞增幅。再者，軟骨受損範圍過大，手術時必須連同能支撐患者下半身的支持物一起移植才行，手術難度高。

　　事先了解現有的治療法和幹細胞療法的優缺點，以及多方面考慮術後保養情況，再選擇療法也不遲。如此並不是為了像購物一樣，貨比多家醫院不吃虧，而是要透徹了解各種關節炎療法。

　　此外，患者也要清楚認知，在醫院等待治療時，患者與患者之間分享的資訊有可能是錯的。雖說患者之間分享治療過程和術後經驗，比

5

關
節
治
療

起獨自害怕，更能獲得勇氣和希望，不過不是所有的治療都是一樣的，自己和他人的治療方式和治療結果，當然不會完全一樣。

出人意外的，很多患者疏忽深入了解治療法的內容，如此一來，根本對治療無助。舉例來說，患者因錯誤的資訊，致使自己在膝關節炎早期便選用「緩解疼痛療法」。患者必須清楚認知這一切行為皆源自於自己的「選擇」。「幹細胞」療法和「根本療法」會帶來幸運，使患者減少不得不作出「最後的選擇」——人工關節手術的可能性，意即對於發現膝蓋異常信號或確認是退化性膝關節炎患者來說，「幹細胞療法」將會成為這些人的「幸運的選擇」。

 **重點概要**

比起毫無想法，盲目地貨比三家，患者事先了解每一種療法的優缺點與術後情況等，進行多方比較後再選擇療法會更好。

# • 關於成體幹細胞的疑惑 •

外部衝擊，或是老化、器官受傷等因素，會使人體產生死去的細胞。人體需要有治癒和再生功能的新生細胞來取代死亡的細胞。此時提供人體新細胞的正是「成體幹細胞」（Adult Stem Cell）。微量的「成體幹細胞」會取代受損或死亡的自體細胞，然而隨著年歲漸增，人體內的「成體幹細胞」會愈來愈少，部分成體幹細胞甚至會喪失功能。這些成體幹細胞究竟存在於何處呢？

「成體幹細胞」存在於人體各處。成年人的大腦、骨髓、肌肉、脂肪、皮膚、肝臟、內臟器官、大腿骨、骨盆、神經和血液等多個組織內都存在著成體幹細胞。這些組織裡的成體幹細胞，依照不同的特性，可以分成造血母細胞（造血幹細胞）、神經幹細胞，以及再生醫學使用的「間質幹細胞」。過去研究學者們認為只有「成體幹細胞」具有分化能力，如今生命科學技術的進步解決了過去成體幹細胞的限制，近來有研究報導指出其他組織的幹細胞也具有分化能力。皮膚成體幹細胞能分化出神經細胞、肌肉細胞和脂肪細胞等，而除了血球之外，骨髓成體幹細胞也能分化出神經、肌肉和骨頭等細胞。

在臨床上「脂肪幹細胞」經常被分化為「軟骨細胞」活用。如果患者接受的是「成體幹細胞」療法，由於使用的是從患者自身取得的成體幹細胞，所以幾乎不會有免疫排斥反應，也不會惡化成癌症，相當安全。

現在韓國的生命科學技術是全世界頂尖的，特別是幹細胞領域的研究團隊實力雄厚，且具有完備基礎設施和資金，更有許多醫院和製藥公司不遺餘力地大力扶植「成體幹細胞」療法和治療劑的開發，也有許多已在使用中的藥品。全世界只有 6 種幹細胞持有藥品販售許可證，其中有 4 種是韓國製造。

## 問答錦囊：
## 作為治療劑使用的幹細胞
## Q & A

**Q** 什麼是幹細胞？

「幹細胞」（Stem Cell）是「所有細胞的根源」，即構成生物的最原始細胞。「幹細胞」存在於人體骨髓、血液、肝、皮膚、脂肪和神經等各處，可以促進人體內各種組織發展。也就是説，幹細胞是具有「再生」能力的原始細胞。大致可以分成胚胎幹細胞、成體幹細胞、人工誘導多能幹細胞（又稱逆分化幹細胞，iPS）。

「胚胎幹細胞」（Embryonic Stem Cell）雖然具有分化所有細胞的能力，不過因為需要卵子和體細胞核移植，基於安全性與倫理原則，目前醫學界的研究進度停滯不前。胚胎幹細胞具有分化成多種細胞和組織的能力，在特定條件下能培養出無窮盡的細胞，因此有惡化成癌症的可能，必須謹慎研究。

「成體幹細胞」（Adult Stem Cell）可以由胎盤或是成人體內取得，現今成體幹細胞臨床實驗進步，能實際用在幹細胞治療上。「成體幹細胞」是未分化細胞，存在於骨髓、脂肪和血液等各種組織的分化細胞之間，具有分化所有細胞的能力。「間質幹細胞」是「成體幹細胞」中具有多重分化能力，是幹細胞治療劑開發研究中近年來的熱門研究課題。

「幹細胞治療劑」可以從根本上治療組織損傷機轉，被分類在再生醫學領域中。

**Q** 成體幹細胞是能促使膝蓋軟骨增生的治療劑嗎？

**A** 可以這麼說沒錯，不過從患者體內取出的「成體幹細胞」不會馬上被使用，要先經過細胞分離過程才能用於治療。治療用的幹細胞有取自臍帶血或脂肪組織的「間質成體幹細胞」和取自骨髓組織的「中胚層幹細胞」。醫生會把這些成體幹細胞植入患者損傷軟骨處，促使增生。

退化性關節炎是保護膝蓋的軟骨受傷，膝關節內產生發炎現象的疾病。「軟骨」一損傷就不能自體增生，而且軟骨是使用時間愈長，磨損愈嚴重的組織。為了徹底根治，「幹細胞」療法的目的是幫助無法自體增生的組織再生。如果把「間質成體幹細胞」或「中胚層成體幹細胞」注入受傷軟骨處，就能分化出健康的軟骨細胞，達到治療成效。

治療膝關節炎所使用的「成體幹細胞」依照來源的不同分類，從患者身上取出分離的成體幹細胞稱為「自體幹細胞」；從他人「臍帶血」裡取出的「異體幹細胞」。前者是由患者自身取出，所以沒有排斥反應之類的副作用，而後者是從他人身上取出，存在安全疑慮，必須通過臨床試驗，才能研發成「幹細胞治療劑」。

5

關
節
治
療

## 同種異體臍帶血間質成體幹細胞治療劑

**Q** 什麼是同種異體臍帶血成體幹細胞治療劑？

同種異體臍帶血成體幹細胞治療劑這個名字又長又難懂。簡單來說，這種幹細胞不是從患者自己身上取出的「自體」幹細胞，而是從其他（異體）人（同種）取出的幹細胞。而「臍帶血」是指存在於胎盤和臍帶中的血液。「同種異體臍帶血」只要理解是取自他人的臍帶血即可。同種異體臍帶血幹細胞治療劑就是把取自他人的臍帶血從軟骨組織分化出的「間質成體幹細胞」，加以分離製造出的軟骨再生治療劑。

「可特立」（Cartisitem）是目前主要用來治療骨關節炎的臍帶血幹細胞治療劑。可特立在 2012 年 1 月申請到韓國食品藥品安全處核發專利藥品上市許證。

可特立的原理如下：在患者受傷軟骨處刺激「同種異體臍帶血間質成體幹細胞」後分離出的蛋白質，其具有「多重作用」，像是軟骨分化、緩解發炎反應、分解軟骨基質、抑制蛋白質活動及促使受損「軟骨增生」等。

**Q** 現在使用的同種異體幹細胞治療劑「可特立」安全嗎？

一般來說，治療劑必須先經過三期臨床試驗作為實際上市依據。「第一期」受試者為健康志願者，主要是了解試驗劑的安全性；「第二期」受試者為患者，主要是了解治療劑的藥效；「第三期」受試

者人數較多，主要確認治療劑廣範圍藥效。

「可特立」經 2008 年 7 月至 2011 年 1 月的三期臨床試驗，確認用藥後無副作用或異常反應，之後申請到韓國食品藥品安全處的上市許可，大量生產上市。

可特立使用的不是從患者身上取得的幹細胞，而是以其他（異體）健康的人（同種）取出的幹細胞所製成，是故可以維持一定的品質。再者，可特立的最大特性是，因為利用的是「臍帶血」成體幹細胞，所以沒有老化缺點。最關鍵的就是治療對象無年齡限制。

**Q** 同種異體臍帶血幹細胞治療劑如何用藥？

**A** 患者被麻醉後，醫生透過關節內視鏡切開關節，直接觀察軟骨受損部位，把混合治療劑放入有一定間距的膝蓋小孔，將治療劑抹在受傷軟骨處附近。按軟骨受損範圍，一人可以用到三劑。在第一次治療時就能產生藥效。軟骨受損範圍到 9 平方公分也可以治療。手術時間約 30 分鐘到 60 分鐘，只需要住院 2 到 3 日即可。

治療對象是退化性關節炎患者和外傷所引起的膝軟骨受傷或缺損的患者，包括因激烈的運動而引起膝軟骨受損、外在衝擊和軟骨自然老化造成的膝軟骨損傷等等。治療無年齡限制。

自體骨髓幹細胞療法

**Q** 什麼是自體骨髓幹細胞療法？

**A** 「自體骨髓幹細胞」如字面意思，是取自患者自身骨髓尚未分離的「中胚層」成體幹細胞。說得更詳細一點，在取出患者自體骨髓血液後，藉由離心機進行血液分離程序收集幹細胞、生長因子和單核細胞。這裡分離出的幹細胞會被用在實際治療上，醫生透過關節內視鏡將幹細胞注入患者缺損軟骨處。患者可期受損軟骨部位增生新骨及疼痛得到緩解，是非常有效的療法。

**Q** 自體骨髓幹細胞如何取得？如何手術？

**A** 首先醫生會先從患者的臀部或其他部位取出骨髓，接著藉由離心機進行濃縮與分離程序收集幹細胞、生長因子和單核細胞，最後把幹細胞注入患者受傷軟骨處。自體骨髓幹細胞手術通常會用關節內視鏡進行，但若患者軟骨受損範圍小於 2 平方公分，就只能採用針筒注射方式。自體骨髓幹細胞軟骨再生手術不用經過幹細胞培養程序，相對簡單，手術時間約 30 分鐘到 60 分鐘。

**Q** 什麼樣的患者能夠接受治療？

**A** 自體骨髓幹細胞療法適用對象是 15 歲以上到 50 歲以下，因外傷或老化所引起的軟骨損傷患者。具體來説是因為登山、踢足球、滑雪或跑馬拉松之類的激烈運動，又或者是車禍等事故外傷所引起的軟骨受損，以至於年紀輕輕，軟骨就受傷的患者。這一類患者的治療目的主要是透過根本治療，預防早期退化性膝關節炎的發生。

**Q** 可以治療的軟骨受損範圍是？

**A** 軟骨損傷範圍在 2 平方公分至 10 平方公分之間，有治療的成效。比起過去軟骨再生手術僅限於治療 1 至 4 平方公分受損軟骨，如今打破了限制，治療適用範圍較廣。另外，患者術後約 6 周可以恢復正常生活。

**Q** 軟骨再生效果如何？

**A** 因為是使用自體骨髓幹細胞治療，「軟骨增生成功率」約達 70%至 80%。受傷軟骨一邊增生，一邊與「附近軟骨結合」的機率約有 76% 至 80%，再生效果相當好。經韓國保健醫療研究院針對自體骨髓幹細胞手術的安全性及療效評鑑，證實無術後併發症和副作用。

**自體脂肪幹細胞療法**

**Q** 什麼是自體脂肪幹細胞療法？

**A** 「自體脂肪幹細胞」是指從患者自己的膝蓋、腹部和臀部等身體部位取出的「中胚層」成體幹細胞。軟骨沒有血管，無法自行增生，因此醫生會把取自患者自身脂肪的「中胚層」成體幹細胞注入患者的受傷軟骨，以助分化出健康軟骨細胞。

**Q** 自體脂肪幹細胞如何取得？還有手術過程是怎樣的？

**A** 首先醫生會從患者的腹部和臀部等部位取出脂肪，再從脂肪中取出中胚層成體幹細胞。同時在手術之前，為了幫助幹細胞分化程序，醫生必須事先準備好分離自患者血液的血小板和高濃度血小板血漿（PRP）3cc。根據江南延世友愛醫院附設關節研究所的研究結果，有添加 PRP 的脂肪幹細胞和沒有添加 PRP 的幹細胞的增植率相差 14 倍。因此「自體脂肪幹細胞」施術方式是把幹細胞和能幫助分化的 PRP 一起注入患者受傷軟骨處。

**Q** 自體脂肪幹細胞的適用對象是？

**A** 適用於大部分需要增生軟骨的患者。有 10% 到 20% 的脂肪細胞是具有分化軟骨能力的幹細胞，取出脂肪一次就能獲得大量的幹細胞。所以「自體脂肪幹細胞」的適用對象非常廣。患有退化性膝關節炎的高齡患者也可以期待其療效。

5
關
節
治
療

# 為了膝蓋的最終選擇，
## 「人工關節置換術」

　　到現在為止，各位應該了解有多少患者等到骨頭和骨頭互相摩擦，軟骨幾乎磨損殆盡才意識到膝蓋受傷了。這些患者就醫時大多已是退化性關節炎中末期。

　　過去，不，哪怕是幾年前，這些退化性關節炎中末期的患者也沒有「選擇的餘地」，只能接受「人工關節置換手術」，往體內放入對人體無害的金屬或陶瓷人工關節。因為這是能消除患者疼痛，確保患者行動方便性的唯一方法。

　　就如前面說明的一樣，現在患者們透過幹細胞療法，能盡量延長軟骨使用壽命。即便如此，還是有些退化性關節炎末期患者無法享受幹細胞療法的好處，終究只能接受「人工關節置換手術」。

　　這些末期患者作出「最後的選擇」之前，他們的行為有幾項共通點。從一位 74 歲女性患者身上，我們可以觀察出退化性關節炎患者們經歷的共同醫病行為。

某一個夏日，74 歲女患者滿心期待接受幹細胞治療，強忍疼痛，從釜山到首爾來找我。遺憾的是，核磁共振（MRI）結果顯示，她的右膝軟骨已經磨損殆盡。

　　「醫生，我去年冬天在釜山作過檢查，那時候醫生說還不需要動手術。今年春天膝蓋才變得非常痛，這麼快就已經是末期了嗎？」

　　去年她的疼痛時有時無，她認為去檢查一下比較好，於是去了離家近的醫院。那家醫院是她每次膝蓋痛的時候都會去作物理治療的地方。當時因為醫生看了放射線（X-ray）片告訴她「還不到動手術的地步」，所以她聽從醫生的話接受了注射和藥物治療。

　　接受治療後，她的疼痛痊癒了。過了 4 個月，又嚴重地痛了起來，於是她又去了同一家醫院接受了同樣的治療，反反覆覆，直到夏天。嚴重的疼痛是她拖著沉重行囊來找我的原因。

　　當時她的左膝已經動過人工關節置換手術。經歷過左膝手術前的各種症狀，她覺得右膝的狀況和之前有些不同。

　　她之所以會晚發現膝蓋疼痛的真正原因，是因為她的左膝罹患的是漸進式退化性關節炎，而她的右膝是因外傷而引起的急性關節炎。也就是說，她的左膝內的半月軟骨（半月板）被撕裂，她卻放任不理，只接受減緩疼痛的保守療法（注射和藥物），所以才養成後患。而她的右膝和罹患退化性關節炎的左膝不同，出現了腫脹等各種情況，保守療法毫無效果。

5

關
節
治
療

❖ 半月軟骨（半月板）破裂，患者在彎曲、伸直膝蓋，或是行走的時候會覺得痛，而且膝蓋總是有腫脹感，但過一段時間就會不怎麼痛，因此感覺不到嚴重性。以此為鑑，我們在日常中須多加注意有沒有疼痛和浮腫現象，除此之外，也要留心膝蓋內有沒有發出喀啦聲，走路的時候有無跛腳現象。半月軟骨破裂治療之所以重要，是因為不及早處理，會招致關節早期退化現象。

結果她的關節軟骨損傷範圍和損傷程度在幾個月內急遽惡化，現在已經進入退化性關節炎末期。這是一樁因外傷衝擊而引起的半月軟骨損傷卻置之不理的典型案例。

高齡患者的半月軟骨破裂常因通常不是外傷，而是單純的肢體動作，像是坐下起立而引起的。像這位女性患者，選擇接受保守療法，對病情無實際助益。在軟骨磨損殆盡之前，不接受根本治療，只接受了減緩疼痛或病理進程的注射和藥物療法的退化性關節炎末期患者人數多得超乎想像。

其實保守療法（注射療法、藥物療法、物理治療）本身不是錯誤的治療方式。保守療法適用於因老化引起的漸進式「早期」退化性關節炎，但不適用於外傷或衝擊而引起的急性軟骨損傷，也不適用於退化性關節炎的中末期。

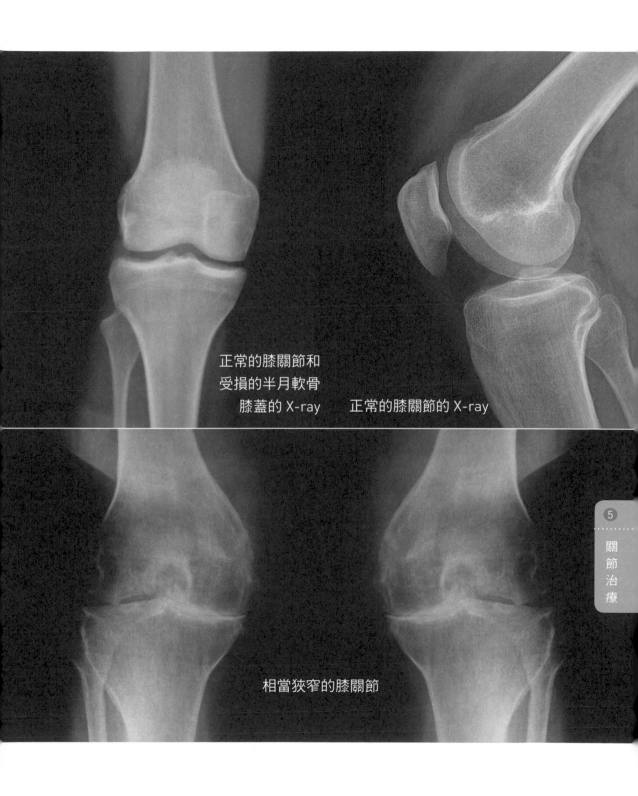

正常的膝關節和
受損的半月軟骨
膝蓋的 X-ray　　正常的膝關節的 X-ray

相當狹窄的膝關節

「我來就是要接受幹細胞治療，我要接受幹細胞治療！人工關節以後再換。」

她失望透頂，迫切地追問我是不是末期就不能接受幹細胞治療？

如果醫生對幹細胞療法有足夠的了解，末期患者接受「幹細胞」治療只能說是個人的「選擇」……如果患者稍微年輕一點，也許可以考慮延遲人工關節置換手術，先進行幹細胞治療，但假如是高齡患者，姑且不論醫療費高低，即便進行幹細胞治療也很難期待治療成效。

關節炎末期當然也能進行幹細胞療法，不過大部分末期患者在接受幹細胞療法後 3 到 5 年就得接受人工關節置換手術。說穿了，末期患者選擇接受幹細胞療法，都是抱著「碰運氣」的心情，期待「軟骨增生」效果。

高齡末期患者對幹細胞療法抱有期待是天經地義。年紀愈大，對動手術愈感畏懼，術後復原過程很艱辛也是高齡患者忌諱動人工關節置換手術的要因。

不過如果是始終都要接受人工關節置換手術的情況，高齡患者早一年接受手術，手術效果會更好。因為想到未來的人生還長，患者本人才能有強烈的意志，積極努力地復健。

幹細胞療法還在持續發展，無論是末期患者或是高齡末期患者，都能享受軟骨再生效果的那一天遲早會到來。就現在來說，人工關節置換手術是高齡末期患者的「最後選擇」。如果想要得到最好的成效，就要進一步掌握人工關節置換手術的準確資訊。

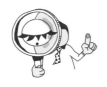

## 最終選擇「人工關節置換手術」

　　人工關節置換手術主要適用對象是退化性膝關節炎末期患者，也就是其他治療方式都無法解決疼痛和病況且軟骨幾乎磨損殆盡，日常生活被嚴重影響的患者。膝軟骨嚴重磨損，關節的距離變窄或是一邊大腿（通常是內側）彎曲呈非對稱形。如果膝蓋內軟骨嚴重磨損，導致腿型不正（O型腿，X型腿），患者則需藉由手術，讓關節能恢復正常活動。

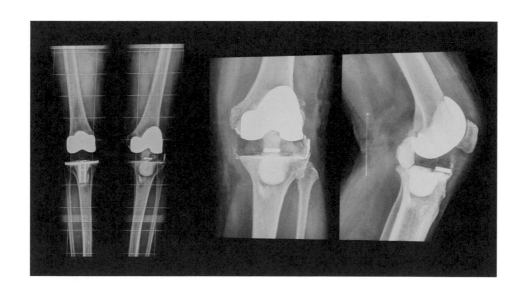

　　手術方式：除去患者原生關節後，放入新人工關節置換物，讓雙腿骨頭能夠筆直排列。

## 2 種人工關節置換手術

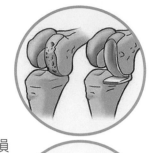

- 半膝人工關節置換手術：當患者只有部分軟骨受損時，盡可能保留患者自己的關節，用人工關節取代受傷軟骨。

- 全膝人工關節置換手術：當患者的軟骨受損情況嚴重，導致患者嚴重疼痛時，就必須進行全膝人工關節置換手術。

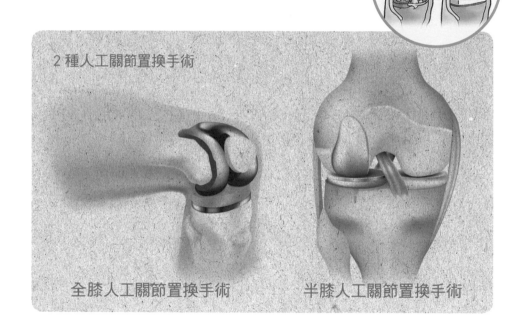

2 種人工關節置換手術

全膝人工關節置換手術　　半膝人工關節置換手術

## 人工關節的種類

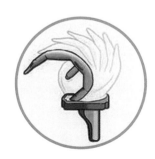

- 高彎曲度人工膝關節：是適合坐式生活，經常要彎曲膝蓋的韓國人的人工關節。比起過去的人工關節，這種人工膝關節彎曲

度較大且有助緩解患者因膝蓋彎曲造成的疼痛或脫臼問題。

- 女性型人工關節：是專門針對體型較男性嬌小的女性設計出的人工關節。這種人工關節比一般人工關節小，和女性原生關節模樣相近，也較吻合女性骨骼。

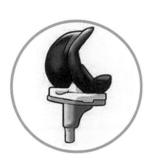

- 陶瓷人工關節：通常人工關節使用壽命為 10 到 15 年。陶瓷人工關節開發目的是為了延長人工關節使用壽命。陶瓷人工關節由特殊金屬材質「鋯」製成，可以減少關節摩擦，提高磨損性。

人工關節置換手術，顧名思義，是用人工關節替代受損軟骨的手術，所以適用於自體軟骨幾乎損傷殆盡的患者。如果患者只是部分軟骨受損或破裂，幹細胞療法會較半膝人工關節置換手術更合適。

假如確定要動人工關節置換手術，那麼患者就得確實了解人工關節的種類、手術時間、手術後的副作用與併發症、下半身骨骼排列、手術等待時間及術後復健等，方方面面考慮周全，再行選擇醫院。

手術臨床經驗豐富的醫療團隊能提高手術安全性，是患者決心動人工關節置換手術時必須考慮的基本重要因素之一。患者在深入了解醫療團隊和醫院，充分準備之後，才能抱持信心接受手術，且術後才有努力復健的動力。

需要動人工關節手術的情形

- 退化性膝關節炎末期確診的情形。

- 走路或上下樓梯有困難，膝蓋疼痛嚴重影響日常活動的情形。

- 關節刺痛，即使不動也覺得痛的情形。

- 痛到睡不著。

- 物理治療和藥物療法都無法緩解膝蓋痛的時候。

- 患者腿型變成 O 型腿。

- 膝蓋、肩膀和腳踝因退化性關節炎而引起軟骨嚴重受損時。

 **重點概要**

假如患者不幸錯過接受幹細胞療法的理想時機，不得已做出「最後的選擇」──人工關節置換手術時，哪怕只是早一年，年輕一歲接受手術也好。

# 活用指南：量身訂造的人工關節

最近為了提高人工關節移植的安全性與準確率，愈來愈多醫院使用客製化手術道具「導板」。導板是用「定位裝置」進行量身打造人工關節手術的核心。

「導板」是藉由三次元影像精密推測患者膝蓋模樣，用 3D 模擬技術，製造出患者膝蓋構造和特性的影像。醫生利用「導板」的影像資訊為基礎，能在手術時有效切除患者的受傷軟骨。

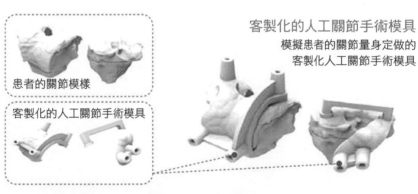

**客製化的人工關節手術模具**
模擬患者的關節量身定做的
客製化人工關節手術模具

患者的關節模樣

客製化的人工關節手術模具

**實際手術的客製化人工關節手術模具的使用**
先以影片資料為基礎，製作符合患者狀況的定位裝置。利用該裝置準確切削掉患者軟骨損傷部位後，零誤差地移植人工關節。

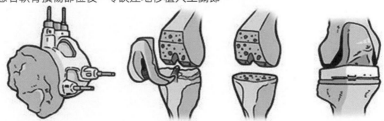

5

關節治療

在一般的人工關節手術中，醫生切除患者的受傷軟骨後，要把人工關節替補到原本軟骨的位置，是以醫生的技巧會大大地左右手術成功率。如果醫生沒有準確掌握人工關節的位置或模樣，有可能傷及患者受傷軟骨附近的肌肉和血管，導致患者的疼痛無法得到緩解，人工關節的壽命變短，再次手術率提高。

相反地，使用「導板」施行「量身打造的人工關節手術」，醫生能事先知道損傷組織的大小及切除軟骨的角度，幾乎不會出現手術誤差。這種手術如同剪裁衣物般得按著打樣範本進行，醫生可以事先看到患者關節模樣，作好充足的手術準備。醫生清楚知道該切削裝置的設計，以及患者的受傷關節部位的模樣、位置、角度和大小等，零誤差地移植人工關節。由於過程精準，是以手術效果極佳。

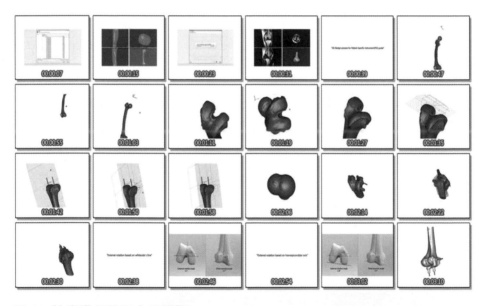

用 3D 技術進行的三次元模擬
術前藉由 3D 模擬製造出符合患者實際的膝蓋構造與特性。

人工關節移植手術的成敗取決於人工關節是否準確的置入患者體內，以及患者雙腿骨骼的排列方式。「量身打造的人工關節手術」的優點便是，術前先經過精密程序，醫生能無誤差地使患者雙腿整齊排列，加上術前製作的模擬影像，足以縮短實際手術時間，減少手術中的總出血量以及術後併發症。

量身打造的人工關節手術和普通關節手術的差異

| 手術 | 內容 | 時間 |
|---|---|---|
| 一般人工關節手術 | 用多種器具矯正膝蓋骨骼，按矯正出的骨骼排列方式切削不正的骨骼。 | 約 70 分鐘 |
| 量身打造的人工關節手術 | 術前透過三次元模擬影像製定具體的手術計畫，利用 3D 模擬客製化手術器具切除骨骼。 | 約 50 分鐘 |

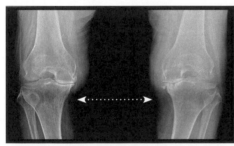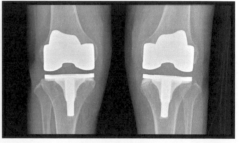

▶ 圖是 74 歲女性患者接受人工關節手術術前照，右圖是該患者接受客製化人工關節手術的術後照。

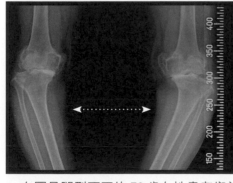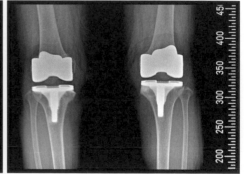

▶ 左圖是腿型不正的 78 歲女性患者術前照，右圖是該患者接受客製化人工關節施行的術後照。

關　節　治　療

Summary

# 看漫畫學
# 幹細胞 vs 人工關節

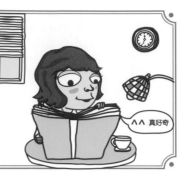

^^ 真好奇

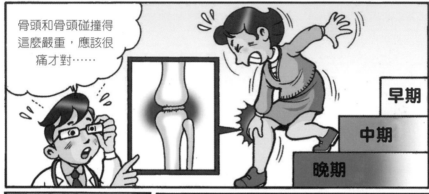

骨頭和骨頭碰撞得
這麼嚴重,應該很
痛才對……

早期

中期

晚期

以前只有人工關節置
換手術……現在可以
用幹細胞讓軟骨再生

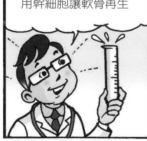

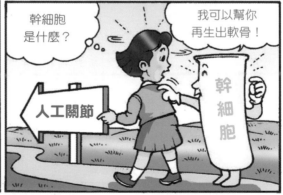

幹細胞
是什麼?

我可以幫你
再生出軟骨!

人工關節

幹細胞

從自體骨髓和脂肪
取出的幹細胞!

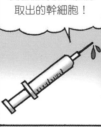

只要有一定的軟骨就
能進行幹細胞治療~

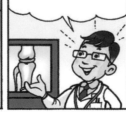

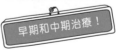

早期和中期治療!

早、中期的退化性關節炎患者
還保留一定程度的軟骨。
如果這時利用幹細胞治療,
再生軟骨,就能減少疼痛,
守護自己的關節。

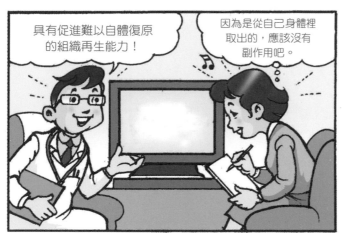

「自體脂肪幹細胞」擴大了軟骨再生的治療對象。即便是高齡患者也能期待成效。

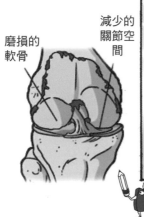

減少的關節空間

磨損的軟骨

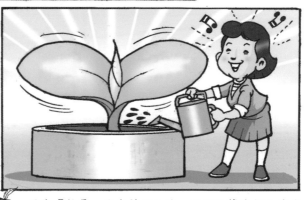

因為「軟骨」沒有神經細胞，所以就算磨損也毫無痛感，而且因為沒有血管，損傷後很難自體痊癒。

包覆骨頭的軟骨磨損，會造成骨頭和骨頭之間的摩擦，引起劇痛。

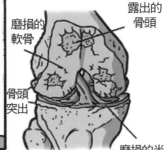

露出的骨頭

磨損的軟骨

骨頭突出

磨損的半月軟骨

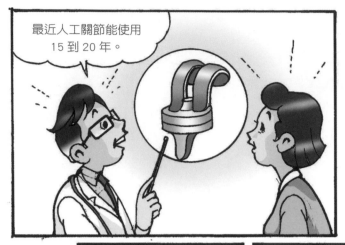

最近人工關節能使用
15 到 20 年。

以前只想著減輕疼痛……
我以前到底
幹嘛要忍耐？！

治療只有部分軟骨磨
損的患者，盡可能保
留原生關節！

用人工關節替換掉誘發
劇痛的一整個關節！

**半膝置換術**

**全膝置換術**

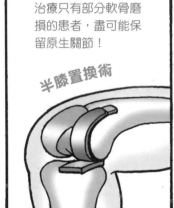

人工關節手術
替換被耗損的軟
骨，獻上結實的
新關節～！

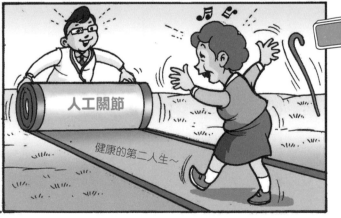

人工關節

健康的第二人生～

末期治療！

人工關節也有可能
完全地恢復膝蓋機
能。所以就算軟骨
耗損嚴重也不需要
失望。

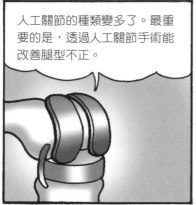

人工關節的種類變多了。最重要的是，透過人工關節手術能改善腿型不正。

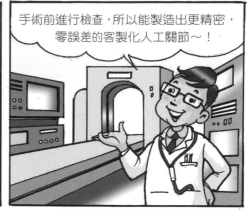

手術前進行檢查，所以能製造出更精密，零誤差的客製化人工關節～！

人工關節置換手術是用在軟骨幾乎耗損的退化性關節炎末期患者的手術。為了手術能成功，一定要仔細確認以下內容：

- 人工關節有哪些種類？
- 會不會隨著手術時間過去，產生副作用和併發症？
- 有能完全矯正腿型的手術嗎？
- 醫療團隊的臨床經驗是否豐富？
- 手術時間多久？
- 手術後要進行什麼樣的復健？

如果選擇了
人工關節手術～！

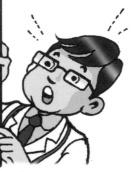

術後也需要良好的生活習慣！

復健運動很重要！

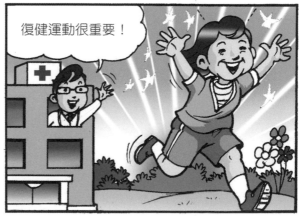

**手術後**

1～2天後，可以站立、拄枴杖行走、使用洗手間

4～6週後，可以利用枴杖或步行輔助器行走

6～8週後，可以恢復正常的生活。此後的運動很重要

每天一定要行走 30 分鐘以上！

隨著我們使用膝蓋與保健膝蓋的方式，
有可能加速膝關節的退化，也有可能延緩膝關節的老化。
維持良好姿勢和改善生活習慣能減輕膝關節負擔，
也是為了我們的膝關節著想的最佳保健預防方式。
持續進行膝蓋附近肌肉的強化運動也會成為膝蓋最好的補藥。
以防萬一，我們同時要尋找屬於自己的主治醫生及做出自主保健筆記。
比起管理自己的病歷和服藥紀錄，
進行有效率的醫院諮商和治療更有幫助。
每個人都想一輩子用自己的關節生活，如果想實現這個願望，
請參考接下來要介紹的「自主保健指南」。

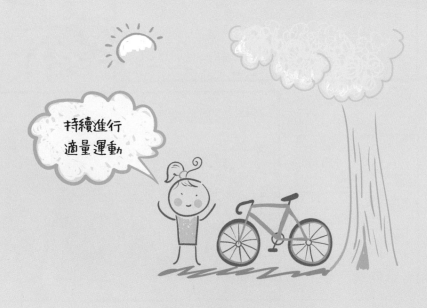

持續進行
適量運動

## Chapter 6

# 用原生關節活一輩子

## 膝關節自主保健指南

# 找出專屬於我的主治醫生

每個人都希望永遠都不用找醫生。身體健康，不常生病的人總是具有正面開朗的能量，經常開開心心地過著每一天，體重不會像橡皮筋一樣上上下下，記性也好，甚至不太常去醫院，就算生病也能快速康復。如果所有人都能一直維持在這種最佳健康狀態，相信一輩子不用看幾次醫生。

「醫生」（Doctor）原本含有「教師」的意思，而「治療」（Treat）和「痊癒」（Cure）又含有「教導」（Teach）的意思，最近更追加了「照顧」（Care）的意思。現今的「醫生」除了要治療患者的病，讓患者痊癒之外，還得照顧患者，換言之，醫生的職責包含了對患者的「責任」。

如果每個患者去看病的時候，都能記著醫生含有「教導」的意義，毫不遲疑地問出心中的疑惑，醫生也會親切地跟患者們共享專業知識。

**如何和主治醫生進行有效的諮商**

① 清楚說明自己推測的疼痛發生原因。

② 明確地指出疼痛的部位。

③ 說明「病徵」時避免語意模糊，要具體地說明。

④ 說明開始出現「疼痛」症狀的時間點。

⑤ 如果近期有服用藥物或接受過注射治療，要事先告知醫生。

　　患者們不要等到生病的時候才去找醫生開處方箋，表現得更積極一點怎麼樣呢？現在自己是什麼狀態，病因為何、想接受什麼樣的治療等，患者要積極發問，問到醫生會覺得煩。

　　在學校裡，學生完全聽不懂老師上課內容時，有些學生會藉由發問解惑，有些學生則是聽不懂就算了。一般來說，在課堂上隨便聽聽就過去的學生中，有一部分學生會在課後找尋其他方法補充課堂內容，也有一部分學生會把錯怪到老師身上，埋怨是老師不會教。

　　我們不是因為他人的病，而是因為自己的病才去找醫生。如今醫療服務日益進步，患者要求醫生親切地說明病情，請求醫生多加照顧，是患者專屬的特權。

　　除非各位是完全不去醫院的人，如果不是，那麼在治病的期間，每位患者都必須要找一位能對自己負起責任，好好地向自己說明病情的醫生才行。這種醫生才有資格被患者指定為個人的專屬醫生。

同樣地，患者必須要尊重主治醫生的專業知識。患者不能做出妨礙醫生治療的行徑，像是自行判斷病情，不相信醫生施行的治療，請求醫生開特定成分的藥物，將不同醫生的治療方式作比較等等。假如患者對醫生的治療方式心存疑慮，建議立刻提問，通常主治醫生都會盡可能說明內容。

如果患者無法消除對醫生的不信任，代表打從一開始就選錯了醫生。患者在選擇醫生的時候，以病況嚴重程度和醫生的臨床經驗為準就行了，尤其是像關節炎這種很難斷言使用哪種療法是最好的疾病，如果患者能選擇一位有臨床經驗豐富的醫生，有助放下心中一塊大石。

最後主治醫生是否能發揮他的實力，醫院設施和設備也有一份責任，特別是像關節疾病這種需要盡早確診，以及徹底進行根本療法的疾病，醫院合適的醫療設施愈多愈有助於患者的治療。

 **重點概要**

選擇一位能負責我整個治療過程，專屬於我的主治醫生吧！

# 跟著做：

# 製作一份膝蓋管理的自主保健筆記

隨著我們使用膝蓋和保健膝蓋的方式，有可能加速或延緩膝關節的退化現象，「自主保健筆記」是一種我個人極力推薦的膝蓋保健方法。為了系統化管理我們的膝蓋保健，當膝蓋一出現疼痛症狀就開始記錄筆記比較好。

## 觀察疼痛的變化，鉅細靡遺地記錄吧！

首先患者要觀察疼痛發作的時間和變化，具體地記錄下來。用文字表達的內容和口頭表達的完全不同。

註記的時候，患者要盡可能避免使用語焉不詳的表達，具體詳細記錄才行，這樣看診時，患者才能準確地告知醫生自己的症狀，以防傳達給醫生錯誤的內容。因為自主保健筆記會成為醫生看診的重要依據，所以必須確實記錄。

## 如果有其他症狀，記在疼痛內容旁邊吧！

如果除了疼痛之外，還有其他症狀都要一併記在「疼痛內容」欄位旁邊，像是腫脹程度和時間長短、膝蓋的熱感程度等等。這些症狀到底僅僅是單純的肌肉痛，或是發炎所引起的疼痛，筆記內容會成為醫生診斷時的依據，所以在看診時，患者一定要告知醫生有哪些狀況。

## 寫下治療後的效果！

接受醫生治療之後有什麼效果，或是沒有效果，花了多長時間觀察到效果等，一一記錄下來。例如，「我打針之後，不痛一個月後又開始痛了」、「比起打針之前，走路的時候更痛了」等等內容記下。

紀錄會成為主治醫生判斷是否要維持現在的治療，或是改變治療的重要依據。更重要的是，透過患者藥物治療的反應，醫生可以掌握患者現在使用的藥物是否出現副作用、重複用藥、藥物的相互作用，作為管理患者藥物的重要資料。

記錄內容可以是「15 天來，我吃了有 OO 成分的藥 OO 份量，覺得暈眩、想吐」、「O 月 O 日醫生在膝蓋下打了 OO 針，我的膝蓋只是不痛了 7 天。」此外患者也要一併具體地記錄放射線（X-ray）、核磁共振（MRI）等各種檢查內容、接受檢查的日期和手術內容。

以上都是患者在「自主保健筆記」上可以記錄的內容，在看診時把筆記交給醫生。換院時，也就是患者和新醫生第一次接觸時，它可以作為初診的基礎。除此之外，自主保健筆記也能運用在改善不好的生活習慣，及維持適當運動量方面。

## 寫下必備的矯正生活習慣！

請寫下一項會帶給膝關節負面影響的生活習慣，並且決心改善的內容，實際記錄改變之後帶來的變化。

## 寫下實際運動的內容！

請寫下打算進行哪些有益膝關節健康的運動，接著制定規則，決定好日後的運動時間和運動量，實際記錄實踐內容。

在寫「自主保健筆記」的過程中，非但有助管理患者的膝蓋情形，也實際幫助了治療。雖是麻煩且微不足道的習慣，卻是為了一輩子用自己的關節生活的最佳管理方法。當患者能帶著正面心態從容面對膝蓋疾病時，才會造就正面的治療效果。

不只是膝蓋相關疾病，其他疾病也能利用「自主保健筆記」，達到病人的病歷管理作用。這也是當病人在治療中發生不幸——併發症時的最佳準備。尤其對高齡患者、意外患者和急性疾病患者，自主保健筆記是能告知醫生每位患者特性的有用資料。

✎ **重點概要**

請各位患者記下疼痛發作時間、治療後的效果，服用過的藥物和進行過的運動，有效地管理膝蓋吧！

## 自主保健筆記製作方法

| 日期 | 疼痛症狀 | 其他症狀 |
|---|---|---|
| 〇月〇日<br>（初期） | | |
| 〇月〇日<br>（檢查日） | 接受的檢查內容： | |
| 〇月〇日<br>（治療日） | 接受的治療內容： | |
| 醫院 | | |
| 主治醫生 | | |
| 治療後的<br>狀況 | | |

| 處方箋<br>〇月〇日<br>（初期） | 藥物名稱 | 用量 |
|---|---|---|
| 〇天份 | | |
| 副作用 | | |
| 運動 | | |
| 改善<br>生活習慣 | | |

▲ 利用作筆記時，可自由追加內容。

# 關節炎預防及管理的六大生活守則

如今人類已經正式邁入「高齡社會」及期望壽命增加到一百歲的百歲世代，「關節炎」發病率逐漸趕上癌症、高血壓和糖尿病等疾病發病率。因此大韓家庭醫學學會、韓國保健福祉部與韓國疾病管理本部站在韓國政府立場上，積極宣傳「關節炎」應對之道。一般而言，國家機關喜歡發表「實行方針」，以叮嚀國民，多加注意高發病率疾病或生活習慣所引起的疾病。

人們如果能知道「關節炎預防及管理的六大生活守則」，對關節保健大有助益。預防關節炎的最佳方法是不分年齡，每個人都能事先充分地了解關節炎。

如今我們已經進入高齡社會，在各種關節炎疾病中，「膝關節炎」是每個人不可避免一定會面對的代表性疾病之一。希望大家都能好好地實踐下述「六大生活守則」，確實地守護自己的膝蓋。

- 體重過重和肥胖是引起關節炎的原因之一，肥胖是讓關節炎惡化的危險因子。

- 肥胖人士只要減重約 5 公斤，能降低一半的關節炎罹病率。

- 高度肥胖（身體質量指數高於 30 kg／㎡）的人關節炎發病率，女性是體重過重高出體重正常的 4 倍，男性則是 4.8 倍。

\* 肥胖判斷標準是身體質量指數高於 25 kg／㎡。身體質量指數（BMI 指數）是體重（公斤）除以身高（公尺）的平方。比如說，有人身高 160 公分，體重 70 公斤，則他的身體質量指數為 70／$(1.6)^2$ =27.3 kg／㎡。

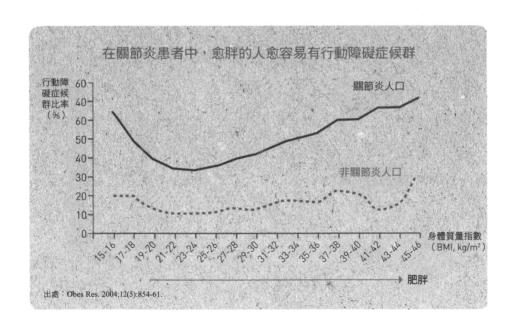

在關節炎患者中，愈胖的人愈容易有行動障礙症候群

出處：Obes Res. 2004;12(5):854-61.

**2　盡可能每天進行 30 分鐘適合自己的運動**

- 適當的運動能讓骨頭和關節變得健康，維持標準體重也能減少關節炎罹病風險。

- 就算是分散運動時間，只要總運動時數合計超過 30 分鐘以上，也能達到同樣的效果，所以一次性的長時間運動，或是利用自己的零碎空檔運動都可以。

- 如果能持續進行適合自己的運動，則能提高身體機能，特別是肥胖人士，運動是可以調節體重，提高身體機能的好方法。

> ❖ 因為關節有嚴重發炎反應的患者的運動量不能超出自身負荷範圍，所以必須要進行適合自己的運動，並且遵守運動時間。

**3　一定要禁菸！**

- 抽菸的人類風濕性關節炎罹病率比不抽菸的人高 2 倍。
- 吸菸會使類風溼性關節炎惡化。
- 吸菸的人必須禁菸 10 年，類風濕性罹病率才會降到與不抽菸的人相仿，所以說早一天禁菸也好。

**4　留意不要作出造成關節負擔的姿勢和運動！**

- 長時間保持相同坐姿或是提重物，是傷害關節的重要危險因子，反過來說，避免長時間保持同樣姿勢，以及把重物的重量分散到各個關節，能有助預防關節炎。倘若我們不得不提東西，不要只彎腰，連膝蓋也一起彎曲，腿部、腰部和腹部的力量一起利用。

6

自
我
保
健

- 由於關節部位受損是產生關節炎的重要危險因子，是以軟骨受損的人更容易罹患關節炎。所以若覺得因為外傷或強力衝擊造成關節受傷，便要立即就醫。
- 重複進行超乎關節負荷的動作或行為，會提高關節炎罹病率。
- 最近因為從事日常運動和專業運動的人增多，關節受傷的人也變多了。各位在運動之前必須做好充足的熱身，運動時要穿戴合適的保護裝備。

### 5　一但關節發生異常症狀，及早就醫！

- 早期診斷和治療是關節炎保健的重點。
- 骨關節炎和類風溼性關節炎的療法不同，患者要好好區分兩者，接受診斷。
- 退化性關節炎是以患者軟骨損傷的程度為判斷標準，如今醫學進步，如果能找對醫生及早診斷出軟骨受損症狀，患者就能享受軟骨再生療法帶來的好處，可以用自己的關節，不必依賴人工關節過一輩子。
- 藉由早期診斷，患者能使用合適藥物且改善生活習慣，能減輕疼痛，改善病情。
- 如果罹患了類風溼性關節炎，盡早服用能減緩病情進展的藥物，可以讓關節損傷和變形程度最小化。早期治療好處多，盡量不要錯過治療的最佳時機。

### 6　靠著持續接受治療與自主管理，預防關節障礙和併發症

- 關節炎患者持續進行復健運動能恢復關節機能。

- 對關節炎患者來説，調節體重有著減少關節負擔和疼痛，減緩病情惡化的力量。
- 規律運動能減輕疼痛，改善憂鬱和不安情緒。
- 按醫生指示服用藥物，能減輕患者的疼痛和抑制關節發炎反應，不過患者必須事先先了解長期服用藥物會帶來哪些副作用為佳。
- 持續地進行復健運動目的是保留自己剩下的關節機能，幫助恢復關節受損的運動機能和緩解疼痛。
- 患者從事超出自己負荷範圍的復健運動反而會造成病情惡化，因此要和醫生充分溝通關節的發炎程度和肌肉狀態，維持休息與運動的平衡。

 **重點概要**

錯誤的生活資訊反而會造成關節炎惡化，所以不要被打著對關節好的藥品或產品其誇大不實的廣告動搖！

6

自
我
保
健

# 跟著做：
## 減輕膝關節負擔的正確姿勢

「我在不知不覺間做出的動作和姿勢有可能帶給膝關節致命的影響！」

假如我們長時間反覆採取相同動作和姿勢，會在不覺間造成膝蓋的負擔和壓力。不好的動作和姿勢會變成膝關節炎的原因或是使膝關節炎惡化，所以姿勢不良的人一定要好好矯正姿勢。

正確的姿勢能讓各個部位的肌肉分散承擔本人的體重。維持良好的姿勢是最棒的膝蓋保健方式，也是預防膝關節炎的絕妙對策。

## 正確站姿

正確站姿是脊椎、脖子、背和腰從側面看必須自然而然地呈一直線。正確地打直身體能預防關節炎，特別是能吸收膝關節炎患者提東西的動作產生的衝擊，減少關節和肌肉的負擔。

請站在全身鏡前，依循下列指示慢慢地改良姿勢。維持做 5 次、每次 30 秒的正確站姿，是非常簡單的運動。

- 耳朵和肩膀不傾斜，維持水平。
- 兩邊肩膀保持水平高度，不要內縮或傾斜。肩膀不要用力，自然地維持水平。
- 收緊下巴，頭頸部不過份向前凸出，腰背稍微使力挺直。
- 膝蓋不過分用力伸直，雙肩打開與肩同寬。
- 從側面看，頭部、背部、骨盆、膝蓋到腳踝呈一直線。

## 正確坐姿

現代人使用電腦的時間增加，所以坐姿更加重要。平常不管我們是坐在沙發上，或椅子上，或是地板上，都要維持正確坐姿。

- 看電腦螢幕，或是看電視，又或者是其他凝視前方的時候，頭和肩膀必須呈一直線（看前面的時候）。打開肩膀，膝蓋和臂部同高或稍微高一點。不要聳肩，放鬆肩膀，手放在扶手上或自然地垂下。
- 坐 1 小時之後要稍微轉動脖子或是每 30 分鐘就伸展脖子。
- 如果是必須久坐的情形，每小時要坐在椅子上簡單地伸展膝蓋和手臂。伸展的同時，雙腳與地面呈水平伸直，腳踝朝身體一側拉伸 10 次。
- 盡量不要坐超過 1 小時以上，每間隔 30 分鐘或 1 小時起來活動 5 至 10 分鐘，用簡單的伸展動作，放鬆脖子、肩膀和腰部，緩解緊繃的肌肉。

## 減少膝蓋負重的姿勢

- 躺下起身的時候：不能平躺著突然起身，應把身體傾向某一側，以側身姿態利用手和手臂支撐，慢慢地起身。接著手撐在牆上或其他可以支撐身體的地方，慢慢地站起來。

- 長時間坐著的時候：每 30 分鐘要伸屈膝蓋，這樣站起來的時候才不會造成膝蓋的負擔。

- 站立或坐著不動的時候：時不時活動腳趾頭。

- 長時間坐著的時候：中途要找時間伸屈腳和膝蓋，這樣站起來的時候才不會造成膝蓋的負擔。

- 必須提東西的時候：膝關節炎患者和膝關節炎罹病高危險群要避免提重物。如果一定要提東西，請用兩手來分攤重量，腰略微前傾，提供腹部力量，感覺自己把重物的重量分散到全身之後再走。

- 要拿起放在地上的東西的時候：膝關節炎患者不要做彎腰提起放在地上重物的動作。如果是逼不得已的情況，一定要拜託身邊的人幫忙，因為站著的時候，彎腰提東西反而會增加膝蓋的負重。

 **重點概要**

平常不運動的人，哪怕只是改善增加膝蓋負擔的不良姿勢和動作，維持住良好的姿勢也好！

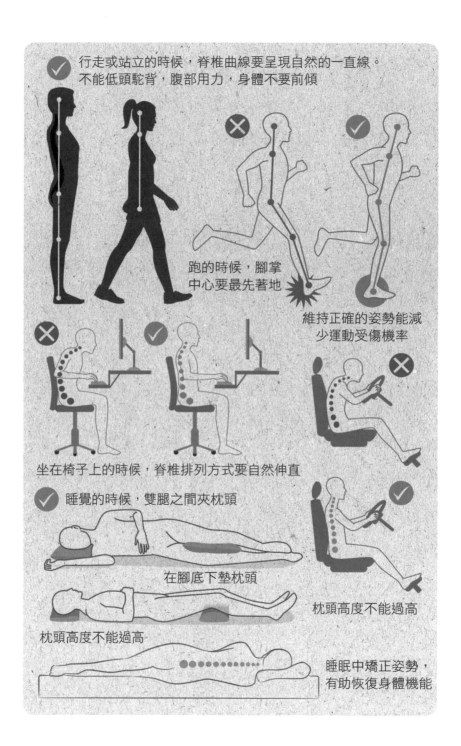

行走或站立的時候，脊椎曲線要呈現自然的一直線。
不能低頭駝背，腹部用力，身體不要前傾

跑的時候，腳掌
中心要最先著地

維持正確的姿勢能減
少運動受傷機率

坐在椅子上的時候，脊椎排列方式要自然伸直

睡覺的時候，雙腿之間夾枕頭

在腳底下墊枕頭

枕頭高度不能過高

枕頭高度不能過高

睡眠中矯正姿勢，
有助恢復身體機能

# 運動是對膝關節最好的補品

「運動有時是毒藥，有時是補藥。」

　　規律運動和良好的姿勢是保養關節的最佳法門，也是預防關節炎的最好方法。預防關節炎最佳運動方式是日常的「伸展和步行」，這一類的運動會使用到全身，維持力量均衡的運動。

　　韓國某一家電視台曾以關節炎患者為對象，向大眾展示了這些關節炎患者透過 2 週的伸展活動，強化肌肉的過程。結果顯示，這些關節炎患者的疼痛等級降低了兩級，肌力和肌肉有了肉眼可見的進步。另外驚人的是，某位 40 多歲的退化性膝關節炎患者的疼痛等級降了三級，肌力和肌肉也得到了提升。

　　最驚人的變化來自某位女性關節炎患者，先是改掉了原本會造成關節負擔的生活習慣，以及進行每天 3 次，每次 30 分鐘的伸展運動。這位女性本來連站起來都有困難，腿部時常有緊繃感，但 2 週後，她膝蓋緊繃感消失，變得放鬆，疼痛減少了大半，肌力提升了 4 倍以上。原本因退化性關節炎變窄的骨骼間距，透過放射線（X-ray）檢查發現

拉開了 1 公釐。這位女性用鍛鍊過的肌肉矯正了骨骼模樣。

　　從電視台此項伸展測試可以看出，適當的活動骨頭、關節和肌肉是好的。如果覺得不舒服，很費力，一動也不動，反而會造成骨頭、關節和肌肉的不和諧，關節狀況惡化。什麼運動都不做，對膝蓋也不好。如果現在因為覺得膝蓋痛而害怕走路，日後將更不能走。

　　為了能好好使用我們的身體，我們必須藉由伸展運動和走路，不停地鍛鍊我們的肌肉才行。適量運動能讓肌肉反覆收縮和擴張，分泌扮演關節潤滑劑的「滑液」，使關節的動作變得流暢。還有因為軟骨受損而彎曲的骨骼，也能靠著鍛鍊提升的肌肉回到原本的位置，減少關節負擔與疼痛。

### 成為膝關節炎補藥的運動 5 誡命

❶ 每天進行 30 分鐘能訓練關節周邊肌肉的伸展運動！可以分成早晚各 15 分鐘，最重要的是持續不斷。

❷ 適當地快走！每天進行 30 分鐘以上能鍛鍊自己使用肌肉的快走運動。

❸ 說沒空運動都是藉口！進行日常簡單的拉伸就能帶來充分的效果，實踐是最重要的，哪怕只做一下也好。

❹ 以不勉強自己為前提，提高膝蓋機能吧！就算已經是膝關節炎患者，也要每天交錯進行適當的伸展和快走運動。

❺ 運動中適度休息更重要！如果是進行一次 30 分鐘的運動，每 10 分鐘休息 3 至 5 分鐘。1 小時的運動中，中間要休息 4 到 5 次，每 15 分鐘休息 5 分鐘。

6
........
自
我
保
健

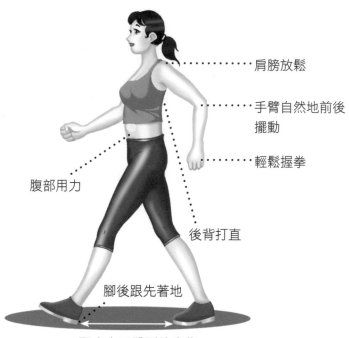

肩膀放鬆

手臂自然地前後
擺動

輕鬆握拳

腹部用力

後背打直

腳後跟先著地

配合自己體型的步伐

## 正確的步行運動

------------------------------------

**準備用品** 有墊的運動鞋

**步行運動** ① 肩膀和手臂放鬆，凝視前方。腳跟先著地，接著腳前掌
再緩緩踩地。

② 走路的時候步伐不宜過大，維持適當的距離與步行速
度，肩膀不要用力，手臂輕鬆地來回擺動。

**注意事項** ① 步行運動前後進行 5 分鐘的暖身活動，扭動腳踝、抖抖
手、伸展肩膀、放鬆身體、轉動脖子和腰部等等。

② 30 分鐘到 1 小時以內是適當的步行運動時間，運動中途

一定要保留 5 至 10 分鐘休息時間，休息後要重新步行之前，得先進行簡單的暖身活動。

養成固定運動習慣很重要。當然，如果不考慮到自身情況，每天長時間進行超出自己能負荷的激烈運動，反而有害膝蓋健康，會讓運動成為一種毒藥。

對膝蓋最有利的運動就是步行。步行運動能強化大腿前側、背部、腰部等部位的肌肉，有益於膝關節也好。還有每天步行 30 分鐘以上，全身都會運動到，能給全身肌肉緊張感也非常好。不過走路時，小心不要走成了內八字或外八字，也不要彎腰駝背。如果膝蓋平常會痛，比起走斜坡，走在平地上比較好，也盡量不要做爬樓梯運動。

有些膝關節炎患者也會騎自行車和使用健身車，這反而會成為一種毒藥。以不超出自己負荷範圍為前提，膝關節炎患者與其去騎有危害的腳踏車，不如養成作空中腳踏伸展運動會更好。空中腳踏運動就是躺在床上，雙腿慢慢地往空中交叉向前踩，就像是在空中騎腳踏車一般。

如果年歲已高或是關節炎病患，則進行 15 秒左右的短暫伸展運動，不要造成關節負擔，做一下休息一下，重複動作，能有效鍛鍊肌肉。

 **重點概要**

拋棄會變成毒藥的運動，為了讓運動變成關節的補藥，每天適當規律的走路吧！

# 跟著做：
## 三六五膝蓋肌肉強化運動

「人人都需要肌肉！」

我們必須有一定程度的力量才能驅動肌肉，為了施力，我們就需要能量。強化運動就是本著此種原理鍛鍊肌肉。

運動的基本原理是我們規律地使用我們身體的 650 多塊肌肉。而運動的目的就是要鍛鍊這些肌肉。如果我們不使用也不鍛鍊「肌肉」，肌肉就會退化，變得衰弱，嚴重的話，我們會無法行走。

希望長期臥病在床的人一康復就能起身走動，無異於摩西大海分隔兩邊的奇蹟，我們要先努力鍛鍊肌肉的力量，以助骨骼、關節和肌肉能達到完美的相互配合，因此動完人工關節手術的患者，復健運動是最重要的。用運動鍛鍊肌肉，鍛鍊好的肌肉能使我們行動自如。

如果肌肉過度緊繃反而會使我們受傷，所以運動過程中以及運動完後，一定要適度休息才行。緊繃又疲憊的肌肉需要休息。因為受傷的肌肉需要時間吸收堆積在淋巴結的毒素。如果我們不給予肌肉休息時間，那麼肌肉就會像維也納香腸一樣變成塊狀，而緊繃的肌肉會受傷，

進而引起疼痛。

　　肌肉強化運動適度培養肌肉的力氣非常重要，鍛鍊肌力的時間要配合自己的身體狀況進行適度調整，而哪怕只有一下子，肌肉強化運動也要替肌肉保留休息的時間。

## 伸展時搭配的呼吸技巧

- 規律呼吸，不能停止呼吸。
- 緩慢地呼氣、吸氣。
- 吸氣時，配合肌肉用力的動作。
- 呼氣時，配合肌肉放鬆的動作。
- 盡可能用鼻子緩慢且深長地吸氣。
- 盡可能用嘴巴緩慢一點一點的呼氣。
- 動作靜止不動的時候，配合呼氣。
- 作伸展的時候要控制呼吸，呼吸不能紊亂。
- 訓練好呼吸方式，緩慢地深呼吸，才能維持伸展姿勢，

### ✎ 重點概要

健康的身體就是骨骼、關節和肌肉能夠完美地配合。打造健康的身體核心關鍵就是鍛鍊肌肉！

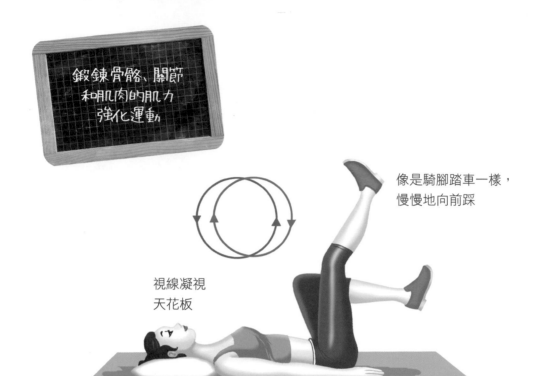

鍛鍊骨骼、關節
和肌肉的肌力
強化運動

像是騎腳踏車一樣,
慢慢地向前踩

視線凝視
天花板

空中腳踏車

---

準備用品　瑜珈墊、低枕頭（可省略）。

準備動作　① 把瑜珈墊鋪在地上,仰臥躺正。

② 把彎曲的雙腳膝蓋伸展開來,雙臂平放在身體兩側,手
掌觸碰到地面,視線看向天花板。

單組動作　① 雙腳膝蓋彎曲,接著慢慢地抬高,大腿大約到胸前位置。

② 腳尖往天花板延伸,像是騎腳踏車一樣,雙腿緩慢地交
互前踩。這時候,膝蓋和大腿盡可能靠近胸前慢慢踩,
背部要用力不讓腰部懸空,雙腳大概輪流踩 10 次。

③ 慢慢地放下雙腳,恢復準備動作,稍事休息後進行下一
組循環。

* 一組 10 次,每組作完都要休息再進行下一組。

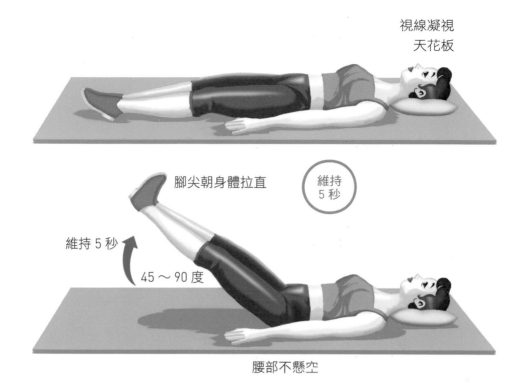

視線凝視
天花板

腳尖朝身體拉直

維持
5 秒

維持 5 秒

45 ～ 90 度

腰部不懸空

平躺伸直雙腳

**準備用品** 瑜珈墊、低枕頭（可省略）。

**準備動作** ① 把瑜珈墊鋪在地上，仰臥躺正。

② 把彎曲的雙腳膝蓋伸展開來，雙臂平放在身體兩側，手掌觸碰到地面，視線看向天花板。

**單組動作** ① 雙腳靠攏平躺，腳掌拉直呈「∟」的模樣，慢慢地抬高雙腳，介於 45 度到 90 度之間即可。背部要用力不讓腰部懸空，這個動作維持 5 秒鐘。

② 把伸直懸空的雙腿慢慢地放下，身體用力打直，使腳部和腰部呈水平線。背部要用力不讓腰部懸空。

③ 休息 3 秒，放鬆身體。

＊一組 10 次，每組作完都要休息再進行下一組。

6

自我保健

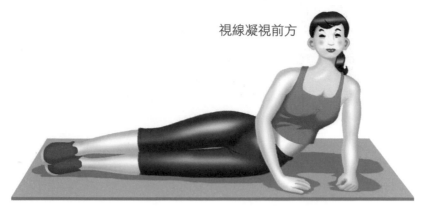

視線凝視前方

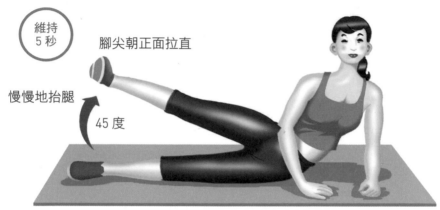

維持
5 秒

腳尖朝正面拉直

慢慢地抬腿

45 度

## 側面拉伸大腿

準備用品 瑜珈墊。

準備動作 把瑜珈墊鋪在地上，雙腿併攏側放，視線凝視前方。

單組動作 ① 雙腳伸直，上半身慢慢地往旁邊抬起。如圖所示，一側
手臂支撐地面，撐起上半身。

② 腳掌拉直呈「⌐」的模樣，慢慢地抬高雙腳到 45 度高。
抬高的腳不能彎曲，保持伸直的狀態 5 秒。

③ 慢慢地放下抬高的腳。

* 一組 12 次，每組作完都要休息再進行下一組，總共作 3 組。

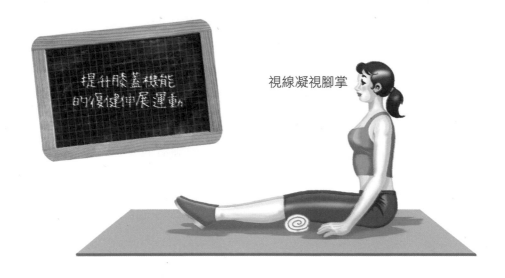

視線凝視腳掌

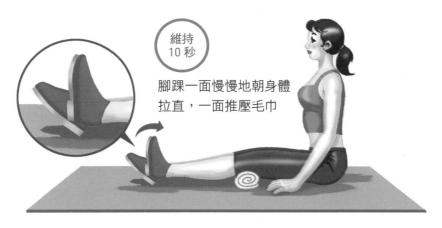

維持
10 秒

腳踝一面慢慢地朝身體
拉直，一面推壓毛巾

## 用膝蓋和大腿的力量伸展腳踝

------

**準備用品** 瑜珈墊、毛巾或瑜珈棒。

**準備動作** ① 把瑜珈墊鋪在地上，毛巾捲成圓柱狀。

② 雙腳伸直，腰部打直坐挺。視線看向腳尖。接著把捲好
的毛巾或瑜珈棒置於膝蓋下方。

**單組動作** ① 利用腳踝的力量，把雙腳慢慢朝身體拉直。同時膝蓋和
大腿用力往下推壓毛巾

\* 一組 12 次，每組作完都要休息再進行下一組，總共作 3 組。

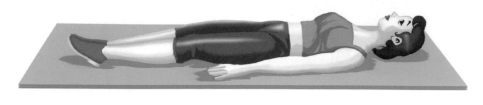

視線凝視天花板

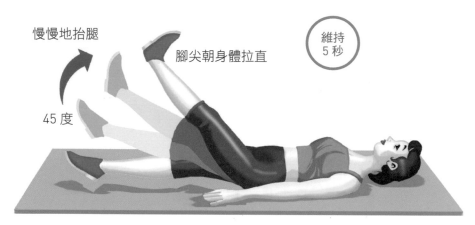

慢慢地抬腿

腳尖朝身體拉直

維持
5 秒

45 度

腰部不懸空

平躺抬腳

--------------------------------------------------

準備用品 瑜珈墊、低枕頭（可省略）。

準備動作 1. 把瑜珈墊鋪在地上，仰臥躺正。小心腹部不能凸出。

　　　 2 把彎曲的雙腳膝蓋伸展開來，雙臂平放在身體兩側，手
　　　　 掌觸碰到地面，視線看向天花板。

單組動作 1. 雙腳靠攏平躺，腳掌拉直呈「└」的模樣，慢慢地抬高
　　　　 雙腳至 45 度，維持 5 秒鐘。這時候膝蓋不能彎曲，背
　　　　 部要用力不讓腰部懸空。

　　　 2. 慢慢地放下抬高的腳，放鬆身體。

＊一組 12 次，每組作完都要休息再進行下一組。總共作 3 組。

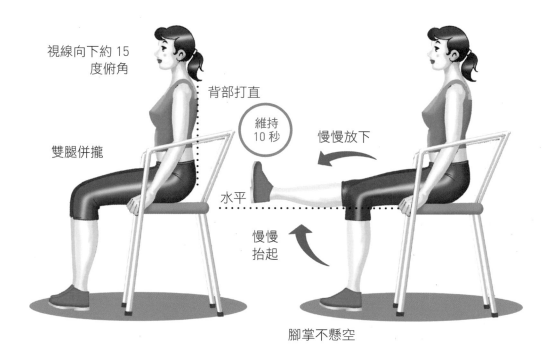

視線向下約 15 度俯角

背部打直

維持 10 秒

慢慢放下

雙腿併攏

水平

慢慢抬起

腳掌不懸空

## 坐在椅子上，大腿用力

| 準備物品 | 椅子。 |

| 預備動作 | 在椅子上坐正，視線看向地面約 15 度。 |

| 單組動作 |
1　大腿用力，慢慢舉起一側大腿，腳掌維持「ㄴ」的樣子，腿部用力和地面保持水平，伸展膝蓋。維持姿勢 10 秒。這時不能彎腰，背部要挺直。沒有舉起的腿必須緊踩地面。雙腿不能打開，兩邊膝蓋維持近距離。

2. 慢慢放鬆，把腿慢慢放回地面，緩解身體的緊張。

* 兩側大腿各進行 15 次一組，共作 3 組；兩腿一起抬起伸展的 3 次一組。

* 如果對其他的動作有興趣，請上網參考其他影片：江南延世友愛醫院官網（http://www.yonserang.com）--→ 運動復健中心 --→ 一個人也可以進行的復健運動

6

自我保健

高寶書版集團
gobooks.com.tw

**HD 132**
一輩子不疼痛的膝關節
關節與軟骨再生醫學權威教你膝蓋用到 100 歲
평생 관절 내 무릎 안내서

作　　者　高湧坤（고용곤）
譯　　者　黃莞婷
特約編輯　梁曼嫻
助理編輯　林子鈺
封面設計　走路花工作室
內頁排版　賴姵均
企　　劃　何嘉雯

發 行 人　朱凱蕾
出　　版　英屬維京群島商高寶國際有限公司台灣分公司
　　　　　Global Group Holdings, Ltd.
地　　址　台北市內湖區洲子街 88 號 3 樓
網　　址　gobooks.com.tw
電　　話　(02) 27992788
電　　郵　readers@gobooks.com.tw（讀者服務部）
　　　　　pr@gobooks.com.tw（公關諮詢部）
傳　　真　出版部　(02) 27990909　行銷部 (02) 27993088
郵政劃撥　19394552
戶　　名　英屬維京群島商高寶國際有限公司台灣分公司
發　　行　希代多媒體書版股份有限公司 /Printed in Taiwan
初版日期　2021 年 3 月

평생 관절 내 무릎 안내서
Copyright © 2018 by 高湧坤
All rights reserved.
Complex Chinese copyright © 2021 by GLOBAL GROUP HOLDINGS, LTD.
Complex Chinese language edition arranged with Senior Communication
through 韓國連亞國際文化傳播公司 (yeona1230@naver.com)

國家圖書館出版品預行編目（CIP）資料

一輩子不疼痛的膝關節：關節與軟骨再生醫學權威教你膝
蓋用到 100 歲 / 高湧坤著；黃莞婷譯 . -- 初版 . -- 臺北市：
高寶國際出版，2021.03
　面；　公分 . -- ( HD 132 )

ISBN 978-986-506-018-3（平裝）

1. 膝痛　2. 保健常識

416.618　　　　　　　　　　　　　　　110001512

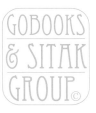